Carl-Auer

AF833898

Marta Nowak-Kulpa

Geschichten aus einem anderen Märchen

Nichtalltägliche Psychotherapie

Aus dem Polnischen übersetzt von
Weronika M. Jakubowska
2025

Mitglieder des wissenschaftlichen Beirats des Carl-Auer Verlags:

Prof. Dr. Dr. h. c. Rolf Arnold (Kaiserslautern)
Prof. Dr. Dirk Baecker (Dresden)
Sebastian Baumann (Mannheim)
Dr. Carmen Beilfuß (Magdeburg)
Dr. Michael Bohne (Hannover)
Prof. Dr. Ulrich Clement (Heidelberg)
Dr. Angelika Eck (Karlsruhe)
Prof. Dr. Jörg Fengler (Köln)
Torsten Groth (Münster)
Reinert Hanswille (Essen)
Dr. Barbara Heitger (Wien)
Prof. Dr. Johannes Herwig-Lempp (Merseburg)
Prof. Dr. Bruno Hildenbrand (Jena)
Prof. Dr. Karl L. Holtz (Heidelberg)
Prof. Dr. Heiko Kleve (Witten/Herdecke)
Dr. Roswita Königswieser (Wien)
Prof. Dr. Jürgen Kriz (Osnabrück)
Prof. Dr. Friedebert Kröger (Heidelberg)
Tom Levold (Köln)
Dr. Dr. Kurt Ludewig (Münster)
Dr. Stella Nkenke (Wien)
Rainer Orban (Osnabrück)
Dr. Burkhard Peter (München)
Prof. Dr. Bernhard Pörksen (Tübingen)
Prof. Dr. Kersten Reich (Köln)
Dr. Rüdiger Retzlaff (Heidelberg)
Prof. Dr. Wolf Ritscher (Esslingen)
Dr. Dirk Rohr (Köln)
Dr. Wilhelm Rotthaus (Bergheim bei Köln)
Prof. Dr. Arist von Schlippe (Witten/Herdecke)
Dr. Gunther Schmidt (Heidelberg)
Prof. Dr. Siegfried J. Schmidt † (Münster)
Jakob R. Schneider (München)
Prof. Dr. Jochen Schweitzer † (Heidelberg)
Prof. Dr. Fritz B. Simon (Berlin)
Dr. Therese Steiner (Embrach)
Prof. Dr. Dr. Helm Stierlin † (Heidelberg)
Karsten Trebesch (Dallgow-Döberitz)
Bernhard Trenkle (Rottweil)
Prof. Dr. Sigrid Tschöpe-Scheffler (Köln)
Prof. Dr. Reinhard Voß (Koblenz)
Dr. Gunthard Weber (Wiesloch)
András Wienands (Berlin)
Prof. Dr. Rudolf Wimmer (Wien)
Prof. Dr. Michael Wirsching (Freiburg)
Prof. Dr. Jan V. Wirth (Meerbusch)

Themenreihe »Hypnose und Hypnotherapie«
hrsg. von Bernhard Trenkle
Reihengestaltung: Uwe Göbel
Umschlaggestaltung: B. Charlotte Ulrich
Umschlagfoto: © Sidewaypics – stock.adobe.com | KI-generiert
Illustrationen: Maja Kapko
Redaktion: Celine Eßlinger
Satz: Melanie Szeifert
Printed in Germany
Druck und Bindung: CPI

MIX
Papier | Fördert gute Waldnutzung
FSC® C083411

CPI klimaneutral
Mehr Bäume.Weniger CO_2

Erste Auflage, 2025
ISBN 978-3-8497-0601-2 (Printausgabe)
ISBN 978-3-8497-8557-4 (ePUB)

© 2025 der deutschen Ausgabe
Carl-Auer-Systeme Verlag, Heidelberg
Alle Rechte vorbehalten

Die polnische Originalausgabe erschien unter dem Titel
»Opowieści z innej bajki, czyli niepamiętnik psychoterapeutki«.
© 2023 Marta Nowak-Kulpa

Aus dem Polnischen übersetzt von Weronika M. Jakubowska

Bibliografische Information der Deutschen Nationalbibliothek:
Die Deutsche Nationalbibliothek verzeichnet diese Publikation
in der Deutschen Nationalbibliografie; detaillierte bibliografische
Daten sind im Internet über http://dnb.d-nb.de abrufbar.

Informationen zu unserem gesamten Programm, unseren Autoren
und zum Verlag finden Sie unter: **https://www.carl-auer.de/**.

Inhalt

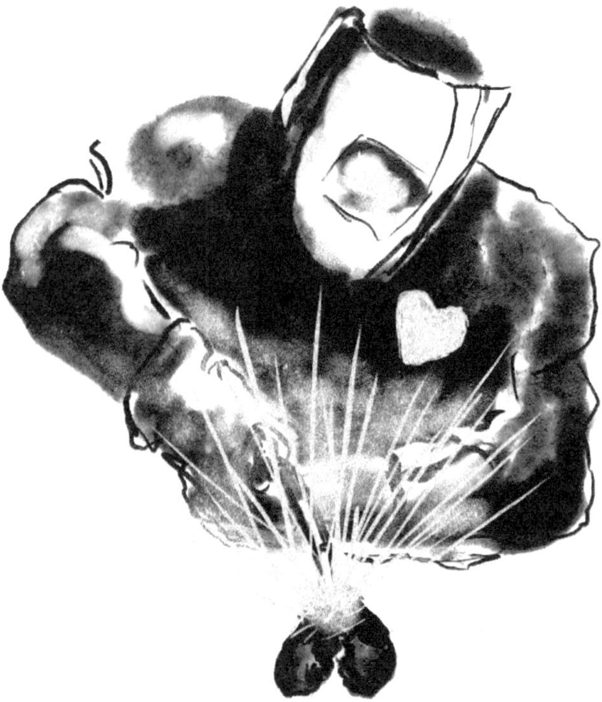

Vorwort

Wenn du eine Palme im Schatten pflanzt,
erwarte keine Kokosnüsse.
(arabisches Sprichwort)

Über 50 Jahre lang stand ich Psychologie und Psychotherapie skeptisch und misstrauisch gegenüber. Gleichzeitig war ich als Onkologe auch nicht der Meinung, man müsse Patienten immer die ganze Wahrheit sagen, selbst im fortgeschrittenen Krebsstadium. Nonsens! Wir dürfen diesen Kranken nicht die Hoffnung nehmen. Und genau das betont die Psychologie. Mit dieser widersprüchlichen Haltung lebte ich lange Jahre, bis mir vor einigen Tagen Marta (Psychotherapeutin an unserem Onkologischen Institut) unvermittelt ein Manuskript auf den Schreibtisch legte. »Ich habe ein Buch geschrieben und möchte Sie bitten, es zu lesen und eine Rezension zu schreiben. Ganz gleich, ob sie positiv oder kritisch ausfällt.«

Marta ist eine starke Persönlichkeit mit einem unerschütterlichen Glauben an ihre Arbeit als Psychotherapeutin und an deren Wirksamkeit. Was blieb mir also anderes übrig? Ich machte mich ans Lesen, unverändert skeptisch und misstrauisch – zu Beginn. Mit der Zeit verwandelte sich meine Befangenheit in Interesse, aus meiner Skepsis wurde Bewunderung, und ich begann zu glauben, was die Autorin in ihren Geschichten schildert. Wie ein leidenschaftlicher Amateur saugte ich mit wachsendem Verständnis die Geschichten auf, verzaubert von den Emotionen und der schlichten, verständlichen Sprache der Autorin, ohne unnötige Fachausdrücke. So gelangte ich zu der Überzeugung, dass das, was sie hier beschreibt, ihre Emotionen und ihren psychotherapeutischen Geist glaubhaft abbildet. Sie hat mich dazu verführt, durch den Spiegel zu treten, wie Alice im Wunderland, hinein in die Welt der Emotionen, Ängste, der Einsamkeit, der Zweifel und Sorgen ihrer Protagonisten. Und Schritt für Schritt hat Marta mir gezeigt, wie wir den Kampf mit ihnen aufnehmen und siegen können. Eine wahrhafte Jeanne d'Arc der Psychotherapie.

Mich hat sie überzeugt. Dieses Buch muss man lesen, um sich davon zu überzeugen, dass die Psychotherapie untrennbar mit der Organmedizin verflochten ist. Vor allem in Fällen, in denen uns andere Behandlungsmethoden im Stich lassen und es scheint, als gebe es keine Rettung. Marta zeigt uns, dass es sie gibt, und sie hat recht.

Also: Lesen Sie dieses Buch, damit Sie keine Palmen mehr im Schatten pflanzen! Ich jedenfalls habe damit aufgehört.

Bogusław Maciejewski
Nationales Institut für Onkologie Marie Skłodowska-Curie
Gliwice

Es war einmal ...

Manchmal erzähle ich Geschichten. Mit den Geschichten ist es so eine Sache ... Oft kann ich mich nicht erinnern, woher ich sie kenne. Einige habe ich gelesen, andere kenne ich aus der Therapieausbildung oder von Menschen, die wissen, welche Freude sie mir mit Geschichten bereiten können. Wieder andere habe ich geträumt ... Viele von ihnen sind alt, älter als meine Erinnerung. Ich trage sie unsortiert in mir und erlaube ihnen, zu stimmiger Zeit an die Oberfläche zu treiben. Meist taucht eine Geschichte ganz unvermittelt aus meinem Unbewussten auf, während ich im Therapiegespräch dem Menschen in meiner Praxis zuhöre. Manchmal habe ich eine Vermutung, warum mir gerade diese Geschichte einfällt, manchmal keinen Schimmer. Ob nun bewusst oder im Vertrauen auf das Unbewusste, meist kenne ich den therapeutischen Wert der Geschichten, die ich erzähle. In diesem Buch habe ich Geschichten über meine Patienten[1] und über deren Geschichten zusammengetragen. Es sind Ausschnitte aus Therapien im Rahmen meiner Arbeit am Nationalen Institut für onkologische Forschung an der Klinik für onkologische Chirurgie und Rekonstruktion in Gliwice sowie aus meiner privaten Praxis.

Menschen in Therapie hören gerne von möglichen Lösungen. Dabei sind die am wichtigsten, zu denen man

1 Zur besseren Lesbarkeit wird in diesem Text das generische Maskulinum verwendet. Gemeint sind jedoch alle Geschlechter.

selbst gelangt – aber zum Glück kann man sich auch von den Geschichten anderer inspirieren lassen. Die hier geschilderten wahren Begebenheiten berühren unterschiedliche Aspekte der therapeutischen Praxis. Ich teile sie, weil es Zeit ist, sie zu erzählen. Sie sind so weit. Und ich auch.

Werter Leser, rechnen Sie nicht mit einem Schlüssel zur Lektüre! Ich habe die Geschichten so aufgeschrieben, wie ich sie erzähle. Bei manchen mache ich länger Halt, durch andere eile ich hindurch. Sie sind nicht sortiert, weder nach Diagnose des Protagonisten noch nach Ausgang der Therapie. Ähnlich wie Gedanken, ähnlich wie Gefühle ... Und ganz ähnlich einem gewöhnlichen Arbeitstag einer Psychotherapeutin. Ich bewege mich durch die unterschiedlichen Welten der Patienten. Innerhalb weniger Stunden kann ich mit jemandem seine Trauer teilen, die Freude über eine überwundene Schwierigkeit, die Hoffnung auf eine bessere Zukunft oder auch deren Ende. Wenn sich die Praxistür schließt, endet eine Geschichte, und es beginnt die nächste. Wie das Umblättern einer Buchseite: ein neues Kapitel, neue Erlebnisse. Erlauben Sie sich also, intuitiv zu lesen, so, wie es für Sie passt, in Ihrem Tempo, auf Ihre Art. Alle Geschichten auf einmal oder immer nur eine. Mit dem Kommentar am Ende der Geschichte oder mit Ihren eigenen Gedanken dazu. Ich freue mich, dass Sie meine Einladung zu dieser Erzählung annehmen. Schließlich gibt es kein Märchen ohne jemanden, der ihm lauscht, in diesem Fall jemanden, der es liest.

Zwar spinne ich zuweilen auch Geschichten in Therapiegesprächen, doch jetzt kommen ganz andere Geschichten. Fangen wir also an ...

1 Brauche ich eine Therapie?

Äußere deine Wahrheit ruhig und klar und höre anderen zu, […] auch sie haben ihre Geschichte.[2]

Frau A. kam im ersten Jahr meiner Praxistätigkeit zu mir. Ihre Psychiaterin, bei der sie wegen Schlaflosigkeit und Stimmungsschwankungen in Behandlung war, hatte es ihr empfohlen. Die vitale und erfolgreiche Juristin Anfang vierzig stieg ohne viel Federlesens ein:

»Meine Ärztin meint, ich brauche eine Therapie. Sie hat darauf bestanden, dass ich zu Ihnen komme. Ich habe nur eingewilligt, damit sie mich damit endlich in Ruhe lässt. Ich habe ihr erklärt, dass ich schon zurechtkomme, aber sie ist der Meinung, ich sollte das mit Ihnen besprechen. Also?«

»Da bin ich selbst gespannt«, entgegnete ich. »Erzählen Sie mir doch bitte von Ihrer Situation.«

Frau A. seufzte und begann eine lange Erzählung darüber, wie ihr Leben Schritt für Schritt komplizierter wurde. Dass sie alleinerziehende Mutter war, gab ihr gleichzeitig Kraft und war Quelle ihrer Müdigkeit. Sie führte erfolgreich ein Unternehmen und brachte es voran. Im Grunde verlief ihr Leben ziemlich ruhig, und sie hatte ein gutes Auskommen. Bis sie sich unglücklich in einen Mann verliebte, der sie hinterging, ihr eine Menge Schwierigkeiten bereitete und Konflikte mit Freunden herbeiführte.

---

2 Jedes der nachfolgenden, zu Kapitelbeginn aufgeführten Mottos stammt aus Ehrmann, M.: Desiderata. Verfügbar unter: https://www.gutenberg-shop.de/Ehrmann-Desiderata.-Pressendruck/[30.01.2025].

Als Frau A. zu mir kam, machte sie sich Sorgen um die Zukunft ihres Kindes, um die Firma und hatte außerdem ein gebrochenes Herz. Sie funktionierte jedoch so gut, wie es unter diesen Umständen möglich war. Als sie also ihre Erzählung mit der Frage beendete »Und, wie sieht es aus? Brauche ich eine Therapie oder nicht?«, war ich beeindruckt von ihrer Tatkraft. Ohne zu zögern, antwortete ich: »Sicherlich brauchen Sie keine Therapie, um zu überleben, denn Sie kommen sehr gut zurecht. Aber vielleicht ist das ein guter Zeitpunkt, um sich für andere Lösungen zu öffnen. In dem Fall kann eine Therapie hilfreich sein.«

»Aha!«, freute sich die Patientin. »Ich brauche also keine Therapie! Das hatte ich mir gedacht. Ich danke Ihnen für die Bestätigung. Auf Wiedersehen!«

Und sie ging.

Zwei Jahre später kam Frau A. erneut zu mir. Meine Praxis lag inzwischen nicht mehr in dem Altbau am Markt in Gliwice, sondern in einem niedrigen Gebäude am Stadtrand. Frau A. machte mich am neuen Ort ausfindig und vereinbarte einen Termin. An ihrer Geschichte war vieles besonders (was ich hier nicht offenlegen kann), und ich hatte sie noch gut in Erinnerung. Wie beim letzten Mal strotzte Frau A. vor Energie und schilderte ihre Geschichte detailreich. Sie begann mit den Worten »Sie hatten recht. Ich brauchte damals keine Therapie. Ich habe das alles gut hinbekommen. Die Beziehung ist zum Glück beendet, und ich konnte meine Verluste angemessen betrauern. Meine wirklich engen Freunde sind an meiner Seite geblieben, und auch die Firma läuft wieder gut ... Ich habe sogar Zeit für mich. Allerdings mache ich mir Sorgen um meinen Sohn im Teenageralter. Wir verstehen uns einfach nicht. Er sucht den Kontakt zu seinem Vater, der will aber keinen Kontakt. Und ich weiß einfach nicht, wie ich meinen Sohn unterstützen kann … Irgendetwas mache ich falsch, wir streiten uns immerzu.« Sie schilderte das in allen Details und erzählte mir eine halbe Stunde lang, wie ihr Leben jetzt aussah. Am Ende fragte sie: »Und, was meinen Sie jetzt? Brauche ich eine Therapie oder nicht?«

Ich hatte ihre Erzählung aufmerksam angehört, dachte an unser letztes Gespräch und antwortete ihr ernst: »Sicherlich brauchen Sie keine Therapie, um zu überleben, denn Sie kommen sehr gut zurecht. Aber vielleicht ist das ein guter Zeitpunkt, um sich für andere Lösungen zu öffnen. In dem Fall kann eine Therapie hilfreich sein.«

»Aha! Ich brauche also eine Therapie. Das dachte ich mir. Nun gut, wann können wir loslegen?«

Und wir legten los.

Frau A. kam regelmäßig zu den Sitzungen und machte sich neugierig auf die Suche nach dem, was ihr Leben besser machen könnte. Sie war mit den Fortschritten zufrieden und freute sich auf die nächsten Sitzungen. Nach einem halben Jahr stellte sie die Frage, die schon lange in der Luft lag: »Diese Therapie anzufangen war eine wirklich gute Idee. Ich habe viel gelernt, und ich merke, dass ich mich verändere, auch wenn das erst der Anfang ist. Was mich aber beschäftigt ist, woher Sie beim ersten Mal wussten, dass ich keine Therapie brauchte, und diesmal, dass ich sie brauche?«

Ich hatte diese Frage erwartet, und ich wiederholte langsam die Worte, die sie schon zwei Mal von mir gehört hatte.

»Ich habe Ihnen gesagt: ›Sicherlich brauchen Sie keine Therapie, um zu überleben, denn Sie kommen sehr gut zurecht. Aber vielleicht ist das ein guter Zeitpunkt, um sich für andere Lösungen zu öffnen. In dem Fall kann eine Therapie hilfreich sein.‹«

Frau A. blickte mich schweigend an. Sie hatte diese Aussage zum ersten Mal in Gänze wahrgenommen. Beim ersten Mal hatte sie den ersten Teil gebraucht, damit sie sich auf ihre eigene Kraft stützen und spüren konnte, dass sie tatkräftig und stark war. Das war sie ja auch. Sie traf also die für sie beste Entscheidung und verzichtete auf eine Therapie. Diesen Weg sollte sie allein gehen. Beim zweiten Mal war sie offen für eine persönliche Verbindung und brauchte eine Möglichkeit, ihre Erlebnisse zu teilen. Sie vernahm also den zweiten Teil der Aussage. Wieder traf sie die für sich beste Entscheidung und begann die Therapie, sodass sie auf ihrem Weg der Veränderung Gesellschaft hatte. Frau A. setzte die Therapie so lange fort, wie sie es brauchte, und bestärkte sich so darin, dass ihre eigenen Entscheidungen gut waren, bis sie spürte, dass sie den weiteren Weg alleine gehen sollte, und wir voneinander Abschied nahmen.

Zehn Jahre nach unserer ersten Begegnung vereinbarte Frau A. wieder einen Termin mit mir. Sie erzählte, wie gut es ihr ginge, und brachte ein Geschenk mit: einen weiteren Teil ihrer Geschichte, den sie jetzt bei mir verwahren wollte.

»Ich möchte Ihnen heute etwas von mir zeigen, das Sie noch nicht kennen«, sagte sie und ließ mir eine Geschichte da, die sie über ihre Herkunftsfamilie geschrieben hatte. So erfuhr ich, dass Frau A. lange nach Abschluss der Therapie die Reise in ihr Inneres weiter fortgesetzt und ihre Wurzeln, die ihr Kraft gaben, immer besser kennengelernt hatte. Sie wollte mir zeigen, was sie ohne mein Beisein geschafft hatte. Wenngleich sie, wie sie selbst sagte, sich in Gedanken noch oft mit mir beriet. Es heißt ja, eine therapeutische Beziehung bleibt immer therapeutisch wirksam.

Das war das letzte Mal, dass wir uns sahen. Doch wir wissen beide: Wenn es gut für sie sein sollte, werden wir uns wiedersehen. Denn auch wenn sie sicherlich keine Therapie braucht, um zu überleben – denn sie kommt sehr gut zurecht –, wird vielleicht irgendwann ein guter Zeitpunkt kommen, um sich für andere Lösungen zu öffnen. In dem Fall kann eine Therapie hilfreich sein.

Ich bin der Güte des Schicksals sehr dankbar dafür, dass ich Frau A. zu Beginn meiner psychotherapeutischen Tätigkeit begegnet bin. Diese Erfahrung hat mir in der Praxis das gezeigt, was ich zuvor am Polnischen Milton-Erickson-Institut gelernt hatte: Patienten wissen, was sie brauchen, und sie verfügen über alle notwendigen Ressourcen, um gut leben zu können. In der Therapie begleiten wir sie dabei, wie sie gute Lösungen finden und lernen, sie so anzuwenden, dass sie ihnen noch lange nach Abschluss der Therapie nutzen. Jede Therapie ist anders, jede interessant und jede einnehmend, wenn wir der Weisheit der Patienten vertrauen und sie neugierig bei ihrer eigenen Lösungsfindung begleiten.

Dabei ist es gleichermaßen hilfreich, darauf zu vertrauen, dass der Patient sich auf seine Intuition verlassen kann, wie zu wissen, dass der Therapeut mit seinen Erfahrungen eine gute Unterstützung sein kann.

Eine weitere glückliche Fügung zu Beginn meiner Arbeit war es, dass ich von außergewöhnlichen Praktikern lernen durfte. Ich begegnete Therapeuten und Lehrenden, die großzügig ihr Wissen teilten. Mir ist bewusst, wie außergewöhnlich das ist, denn viele Experten hüten neidvoll ihr Wissen. Darum schätze ich die Freigiebigkeit meiner Lehrer umso mehr und bemühe mich, jetzt, da ich selbst lehre, diese Geschenke weiterzureichen. Ich kann mich noch an die erste Frage erinnern, die ich bei einer Supervision während der vierjährigen Therapieausbildung in Łódź stellte. Damals schilderte ich einen meiner Therapieverläufe und fragte, wie ich das verstehen sollte, was ich selbst während einer Sitzung fühlte. Mein damaliger Supervisor ließ mich den Rest der Sitzung an dieser Frage arbeiten. Er zeigte mir, wie wichtig es ist, bei sich zu bleiben, während man sich dem Patienten nähert. Ist das nicht außergewöhnlich?! »Vertrau deinem Unbewussten«, sage ich meinen Patienten – und mir sage ich das auch.

Das Unbewusste spricht oft in Metaphern zu uns. So war es auch im Fall eines Schweißers ...

2 Was am Herz

Sei du selbst, vor allen Dingen heuchle keine Zuneigung, noch sei zynisch, was die Liebe betrifft, denn auch im Angesicht aller Dürre und Enttäuschung ist sie doch immerwährend wie das Gras.

In der Art, wie er sich bei mir meldete, lag etwas verborgen. Ich wusste nicht, was es war, aber was er zu Beginn sagte, ließ mich aufhorchen.

»Mein Kardiologe hat mich zu Ihnen geschickt. Ich habe schon lange was am Herz, aber er macht nur Untersuchungen, verschreibt mir keine Medikamente und meinte nun, ich sollte zum Psychologen gehen. Hier bin ich also.«

»Was brauchen Sie denn?«

»Ich weiß es nicht. Ich sagte doch, ich habe was am Herz und der Arzt schickt mich.«

»Was am Herz« ist ein ziemlich uneindeutiger Befund für eine kardiologische Behandlung. Das weckte meine Neugier darauf, was der Mann meinen könnte, und ich fragte nach seinen Beziehungen. Er reagierte sehr heftig, und das steigerte mein Interesse.

»Auf keinen Fall rede ich mit Ihnen über meine persönlichen Angelegenheiten! Das ist Privatsache«, rief er aus.

»In Ordnung. Worüber können wir denn sprechen?«, fragte ich ihn.

»Was weiß ich? Ich war noch nie beim Psychologen. Das müssen doch Sie wissen«, tat er seinen Unmut über diese Sitzung erneut kund.

Ein Teil von ihm war allerdings bereit mitzuarbeiten. Der Teil, der über die Beratungsstelle Psychische Gesundheit, wo ich zu der Zeit arbeitete, einen Termin bei mir vereinbart und bis dahin durchgehalten hatte, sodass er schließlich ohne Zwang zur Sitzung erschienen war. Er hatte sich entschlossen und mutig gezeigt, indem er trotz all seiner Zweifel und ohne klares Ziel zu mir gekommen war. Noch dazu, um seine Probleme mit dem Herzen zu lösen, über die er aber nicht sprechen wollte. Diesen entschlossenen Teil wollte ich kennenlernen und fragte ihn: »Worüber können wir sprechen, das Ihr Leben betrifft, aber nicht zu persönlich ist?«

»Meinen Sie die Arbeit?«

»Ja? Erzählen Sie mir von Ihrer Arbeit? Was machen Sie denn?«

»Ich bin Schweißer.«

»Ich weiß gar nichts übers Schweißen. Erzählen Sie mir bitte davon!«

»Vom Schweißen?«, hakte er nach.

»Ja, von Ihrer Arbeit. Mögen Sie sie?«

Das tat er. Er erzählte von seinen Erfolgen, von der Wertschätzung, die man ihm in der Firma entgegenbrachte, von Lehrgängen und internationalen Aufträgen. Er war richtig gut in seinem Beruf und sprach außerhalb der Arbeit mit niemandem darüber. Vielleicht wusste er nicht wie, oder er konnte es nicht. Ich weiß es nicht. Ich hatte eine Ahnung, was aber nichts änderte. Wichtig war nur, dass er nun von sich erzählte und dass wir nur über das sprachen, worüber er sprechen wollte.

»So sieht also eine Therapie aus? Man redet einfach? Und was dann?«, fragte er mich am Ende unserer Sitzung.

»Kommt darauf an. Wie geht es Ihnen denn jetzt?« Ich war neugierig.

»Gut. Das war ein gutes Gespräch.«

»Möchten Sie wiederkommen?«

»Ja, das möchte ich«, antwortete er.

Wir trafen uns also regelmäßig über einige Wochen. Wir sprachen hauptsächlich über das, was Herrn J. am meisten beschäftigte. Es waren allerdings nicht einfach Gespräche übers Schweißen. Ich blieb an den vielen Metaphern hängen, die er verwendete. Eine von ihnen war besonders bedeutsam, sie tauchte in der vorletzten Sitzung auf.

»Ich war beim Kardiologen. Er sagt, alle Untersuchungsergebnisse seien gut. Das Herzstolpern hat aufgehört, also habe ich die Behandlung beendet. Alle sagen, ich sei ruhiger geworden. Sogar meine Frau meint, wir würden uns jetzt besser verstehen. Irgendwie läuft es gut.«

»Es freut mich sehr, dass es Ihnen gut geht.«

»Ja, viel besser«, gab er zu. »Ich möchte Ihnen etwas sagen, worüber ich seit einer Weile nachdenke. Vielleicht interessiert Sie das. Ich habe mit Ihnen über meine Arbeit gesprochen, aber ich habe Ihnen noch nicht erzählt, was das Wichtigste beim Schweißen ist. Wissen Sie, bei dieser Kunst geht es darum, einzuschätzen, was sich zusammenschweißen lässt und was nicht. Nicht alle Elemente lassen sich nämlich miteinander verbinden.«

»Was für eine interessante Beobachtung«, antwortete ich mit dem Gefühl, dass wir nicht nur über das Schweißen sprachen. »Worauf muss man noch achten?«

»Das ist eine komplizierte Kunst«, begann Herr J. lebhaft zu erzählen. »Wenn man erst einmal weiß, dass zwei Elemente verbunden werden können, muss man sie gut aneinander anpassen. Man muss die gemeinsame Fügestelle finden. Wenn sie zu klein ist, wird die Schweißnaht nicht halten. Je näher die Fügepartner beieinander sind, desto besser. Dann muss man die Art der Verbindung entsprechend auswählen. Das, was sie verbindet, also das Schweißverfahren, darf nicht zufällig sein. Und schließlich muss man auch noch die Zeit und die Temperatur abstimmen. Nicht zu lang, nicht zu kurz, nicht zu kalt und nicht zu heiß.«

»Woher weiß man denn, dass es genau richtig ist?«

»Man muss es ausprobieren. Ohne Erfahrung ist das schwer zu erklären. Da gibt es nicht die eine Regel. Man weiß es eben, man spürt es.«

»Sie haben offenbar viel Erfahrung. Sie wissen genau, was zu tun ist, damit es klappt«, sagte ich und meinte nicht nur das Schweißen.

Der Patient schwieg eine Weile.

»Ja, ich weiß, was zu tun ist. Ich kann die Therapie abschließen«, gab er zu.

Wir vereinbarten einen letzten Termin für ein abschließendes Gespräch. Zu dieser Sitzung erschien ein ruhiger Mann, der sich in seiner Haut wohlfühlte und ungezwungen von sich erzählte. An diesem Tag erfuhr ich zum ersten Mal etwas über sein Leben außerhalb der Arbeit. Er erzählte von seiner Familie, der Beziehung zu seiner Frau, von ihren Problemen und Lösungen. Indem er sich dafür geöffnet hatte, seine Gedanken zu äußern und mit jemandem zu teilen, der sie gerne anhörte, hatte er gelernt, Lösungen im Gespräch zu finden. Er wusste, dass er weiß, was zu tun ist. Er hatte Erfahrung und hat gelernt, sie zu nutzen.

Ein paar Jahre später erfuhr ich, dass es Herrn J. gut ging, als ein anderer Mann in meine Praxis kam. Er sagte zum Einstieg: »Ich brauche einen Psychologen, und mein Kollege meinte, ich sollte zu Ihnen kommen, weil Sie wissen, was zu tun ist. Ich würde das dann auch erfahren. Ich bin übrigens Schweißer. Er meinte, das sollte ich dazusagen, es wäre wohl wichtig.«

3 Kalt und warm

[...] beunruhige dich nicht mit Einbildungen.
Viele Befürchtungen sind Folge von Erschöpfungen
und Einsamkeit.

Herr P. war 28 Jahre alt, hatte eine junge Frau, viel Energie für seine Arbeit, Freunde, Leidenschaften, Pläne, eine Familie, die ihn unterstützte, und einen bösartigen, inoperablen Magentumor. Der Tumor wuchs schnell, innerhalb von drei Monaten verursachte er zahlreiche Blutungen im Verdauungstrakt. Der Patient übergab sich nach jeder Mahlzeit. Der Krankheitsverlauf ließ weder eine Chemo- noch eine Strahlentherapie zu. Die Krankheit brachte Schmerzen, Wasserbauch, Schlaflosigkeit und Schwäche mit sich.

Ich lernte ihn in der chirurgischen Abteilung kennen, obwohl eine Operation nicht infrage kam. Die Ärzte erleichterten seinen Bauch von dem sich sammelnden Wasser, was ihm etwas Linderung brachte. Alle versuchten, diesem lächelnden, ruhigen Mann auf jede erdenkliche Weise zu helfen, auch wenn sie nicht viel tun konnten. Und alle wussten, dass ihm nicht viel Zeit blieb. Auch Herr P. wusste es.

Er war sehr offen für jede Art der Behandlung, auch einer palliativen, die das Leiden erleichtern sollte. Ich gewann sein Interesse an der Hypnose als einer Methode, das eigene Wohlbefinden zu beeinflussen. Zu seinen vielen Ressourcen gehörten seine Friedfertigkeit und Freundlichkeit allen gegenüber. Wir utilisierten sie in der ersten Sitzung so, dass er seine natürliche Gutmütigkeit, die er der Welt entgegenbrachte, auf sich selbst richten konnte. Ich lenkte seinen Fokus auf die Gefühle von Erleichterung und Entspannung, die er herbeiführen und vertiefen konnte, um sich vom Schmerz zu erholen. Während er in der Sitzung beobachtete, wie sich sein Befinden veränderte, konnte er zeitgleich die Wirkung verstärken, indem er einen Teil seiner Aufmerksamkeit auf einen angenehmen sicheren Ort richtete. Der Ort, an dem er sich am wohlsten fühlte, lag in einem grünen, duftenden Wald, durch den ein klarer Bach floss. Der Patient nutzte das gesunde Wasser, um die schmerzenden Körperstellen zu betäuben. Dazu trat er in die kalten Bachströme. Die warmen Ströme nutzte er, um verspannte Körperpartien zu lockern. Die Trancelogik, in der alles möglich ist, weckte seine Neugier, und er setzte sie kreativ ein. In der Hypnose nach Milton Erickson, die eine Art Dialog darstellt, findet der Patient selbst heraus, was für ihn am besten ist. So kann er die für sich bestmögliche Wirkung erzielen.

Manchmal bekommen Patienten nach einer Sitzung Aufnahmen von mir, die sie später anhören und so auch im Nachhinein von der Erfahrung profitieren können. Sie knüpfen an die Trance an, in der sie die heilsame Veränderung erfahren haben. So war es auch diesmal, und Herr P. nutzte die Aufnahme zum Einschlafen oder, wenn er nachts wach wurde, zum Wiedereinschlafen. Er meinte, er schliefe ruhiger. Er hörte, wie das Wasser floss und manchmal anschwoll (wie das in seinem Bauch), wie es dann eine Mündung fand und abfließen konnte, weiterfließen und den aufgewühlten Wellen Ruhe bringen. Und Erleichterung. Und Besänftigung.

Ich bestärkte den Patienten in seinem Glauben an seine Fähigkeit zur Selbsthypnose und zur selbst herbeigeführten Linderung. Wenn er den gewünschten Zustand während unserer Sitzungen erreichen und sein Schmerzempfinden von einer 9 auf eine 6 und schließlich auf eine 4 senken konnte, konnte er das auch später eigenständig erreichen.

»Wann immer Sie wieder diesen inneren Weg beschreiten wollen, der Sie zum Wald und zu dem Ort führt, wo Sie leicht Ruhe finden, können Sie das leicht und in Ihrem eigenen Tempo tun – so, wie Sie es brauchen, denn ein Weg, den wir ein Mal zurückgelegt haben, ist uns schon bekannt, und mit jedem Mal wird es noch leichter, ihn zu gehen ..., und wenn Sie spüren, wie Sie sich entspannen, können Sie das weiter und weiter vertiefen und sich an das Gefühl erinnern, das hilft ... Sie können jederzeit zu diesen Gefühlen zurückkehren, wann immer Sie die Augen schließen und an diesen Ort kommen möchten, in diesen Wald, wo jede Minute wie eine Stunde tiefen, heilsamen Schlafs ist ... und in diesem Zustand so lange verweilen, wie Sie es brauchen, bevor Sie mit Ihrer Aufmerksamkeit wieder zu dem zurückkehren, was unbedingt einen Moment benötigt, damit Sie noch einfacher den wohlvertrauten Weg zur Linderung gehen können ...«, sprach ich.

Ich bemühe mich darum, dass die Patienten im Therapieverlauf ein Werkzeug für ihre Veränderung mitnehmen, auf das sie zurückgreifen können, so oft sie es wollen. Herr P. wollte das.

Er wollte auch, dass seine Familie sich nicht um ihn sorgte. Er selbst fand Linderung, wenn der Schlaf über ihn kam, und mit der Zeit kamen wir in unseren Sitzungen auch auf den ewigen Schlaf zu sprechen. Er sprach mit leichter Wehmut vom Tod, aber auch mit Ruhe. Im Gespräch mit diesem jungen Mann war das sehr berührend. Ihm fehlten solche Gespräche mit den Menschen, die ihm am nächsten standen und nichts vom Sterben hören wollten. Wenn sie ihn besuchten, konzentrierten sie sich auf neue Behandlungsmethoden und hielten sich krampfhaft am feinsten Hoffnungsschimmer fest. In Gesprächen mit mir hingegen zeigten seine Mutter und seine Frau ihre Trauer und ihre Angst. Diese Dissonanz half ihnen nicht, sich zu verständigen.

Solche Situationen beobachte ich recht häufig, wenn ich sterbenskranke Menschen begleite: Die Patienten wollen ihre Familien nicht beunruhigen und sprechen nicht von ihren Vorahnungen. Und die Familie, die dem Kranken nicht die Kraft rauben möchte, mimt Tapferkeit. Im Endeffekt leiden alle Beteiligten einsam vor sich hin, weil sie ihren Schmerz im Inneren verbergen. Über den Tod zu sprechen, ist schwer, aber Menschen, die sich lieben, können über alles miteinander sprechen, auch über das, was sie ängstigt. Darum unterstützte ich die Mutter und die Frau des Patienten darin, das zu teilen, was nötig war, damit sie einander näher sein konnten. Alle wollten es und waren bereit dazu. Es galt nur, damit anzufangen. Sie mussten die Möglichkeit einer Veränderung sehen. Solange sie glaubten, man könnte nichts tun, waren sie in ihrem Schrecken erstarrt. Als sie sahen, wie viel sie schaffen konnten, spürten sie wieder, dass sie Einfluss haben auf das, was in ihrer Familie geschieht und in ihnen selbst. Man kann schweigen oder miteinander reden. Einander begleiten oder nicht. Eine verlorene Zukunft betrauern oder das Heute wertschätzen, das da ist. An wichtige Momente zurückdenken. Leben, solange noch Zeit ist.

Die Unterstützung der Menschen, die ihm nahestanden, schenkte Herrn P. Trost. Er blieb gelassen und ruhig. Glücklich, trotz der unglücklichen Diagnose, die ihn ereilt hatte. Er nutzte die Möglichkeiten, die er hatte, so viel gute Zeit wie möglich zu erleben – ohne Schmerzen, scherzend, und in der Hoffnung, dass er Weihnachten noch erleben könnte … Das wiederum tröstete seine Familie. Er nutzte alle Methoden, sich möglichst gut zu fühlen – Wärme und Kälte des heilsamen Wassers, süße und bittere Erlebnisse, persönliche und familiäre Ressourcen …

Er starb, zwei Tage nachdem er die Klinik verlassen hatte. Er wollte zu Hause sein. Sicher haben ihn dort seine Freunde besucht. Es war Anfang Dezember, womöglich spürte er, dass er Weihnachten vielleicht nicht mehr erleben würde. Doch die Vorfreude darauf konnte ihm niemand nehmen.

Herr P. war einer von vielen Menschen, die ich am Ende ihres Lebens begleitet habe. Jeder von ihnen brauchte eine andere Art der Präsenz.

Ich erinnere mich noch an den Ersten von ihnen. Er hatte eine Faszination für Monster.

4 Der Nebel

Gehe ruhig und gelassen durch Lärm und Hast und sei des Friedens eingedenk, den die Stille bergen kann.

Patienten haben ein Recht darauf, ihren Gesundheitszustand, die Prognosen und weiteren Behandlungspläne zu kennen. Sie haben auch ein Recht darauf, sie nicht zu kennen. Für Letzteres hatte sich ein junger Mann entschieden, der wegen eines Tumors im Verdauungstrakt in Behandlung war. Der 24-jährige Herr S. erklärte, als er in der chirurgischen Abteilung aufgenommen wurde, dass er keine Informationen zum Behandlungsverlauf wünschte. »Die Ärzte sollen tun, was zu tun ist, und meine Familie informieren«, sagte er.

So informierte man den Patienten nach der Operation, die zeigte, dass der Tumor inoperabel war und außerdem bereits Metastasen gebildet hatte, nicht über die Einzelheiten. Die Ärzte fragten Herrn S. lediglich, ob er Fragen hätte, und er hielt daran fest, dass er keine Informationen zum Eingriff wünschte. Er wollte nur wissen, wann der Schmerz nachlassen würde und ob er alles würde essen können, worauf er Lust hätte. Seine Familie respektierte seinen Wunsch und sprach nicht mit ihm über die Krankheit. Seine Angehörigen wussten, wie ernst sein Zustand war und dass die Prognosen in seinem Fall nicht gut waren. Sie wollten Herrn S. helfen (und hofften, es würde auch ihnen besser gehen, wenn sie wenigstens irgendetwas für ihn tun könnten). So baten sie um eine psychologische Beratung. Heute weiß ich, dass sie darauf gehofft hatten, ihr S. würde seine Meinung ändern und sie würden offen darüber sprechen können, was mit ihm geschah.

Geheimnisse können ermüden. Ein offenes Gespräch hätte der Familie Erleichterung bringen können. Es ist schwer, sich von dem zu lösen, worüber wir schweigen. Gleichwohl hatte der Patient seine Gründe, weshalb er nicht über die Krankheit sprechen wollte. Je länger ich ihn kannte, umso stärker wurde meine Überzeugung, dass er sich – was immer seine Gründe sein mochten – nicht von Angst leiten ließ. Das Geheimnis blieb verborgen, auf seinem Weg kam es jedoch zu Veränderungen, an denen er mich teilhaben ließ.

Unsere Bekanntschaft in der Klinik begann ganz gewöhnlich. Ich fragte ihn, ob es etwas gebe, was er brauchte, um sich besser zu fühlen. So begannen wir, nach Möglichkeiten zu suchen, wie wir seine Schmerzen lindern könnten und er besser mit der Schlaflosigkeit zurechtkäme. Wir sprachen auch über die zunehmende Müdigkeit, Apathie und den Mangel an Energie, die für ein besseres Befinden nötig wäre. Herr S. war geschwächt und erschöpft und zunehmend teilnahmslos, was ihn weiter schwächte und ermüdete. Seine Kräfte verließen ihn. Nicht nur die zum Weiterleben, sondern auch die, um gut zu leben, wie lang oder kurz dieses Leben auch werden mochte.

Bei einem unserer Gespräche auf der Suche nach Energiequellen fiel Herrn S. ein, wie gerne er früher gezeichnet und gelesen hatte. Fantasy- und Horrorromane weckten seine Tatkraft. Während seiner Zeit in der Klinik begann er wieder zu zeichnen und bat mich, ihm etwas zu lesen mitzubringen. Das erste Buch, das mir einfiel, war *Der Magier der Erdsee* von Ursula K. Le Guin. Ich hoffte, ein Fantasyroman, in dem der Feind erst benannt werden muss, bevor man ihn besiegen kann, würde das Interesse des Patienten wecken. In diesem Roman muss sich der Protagonist einem Schattenwesen stellen und kann es erst bekämpfen, als er seinen Namen ausspricht. Das wünschte ich mir auch für den Patienten: dass er seine Krankheit kennenlernen und um seine Gesundheit kämpfen würde. Solange jedoch die Wirklichkeit des Patienten eine andere ist, bleiben die Wünsche des Therapeuten eben nichts als Wünsche. Er erklärte, das Buch wäre nichts für ihn, und las es nicht zu Ende. Stattdessen fragte er, ob ich nicht etwas von Stephen King hätte.

Horrorromane passten besser zu seiner Stimmung, und er verschlang einen nach dem anderen. Besonders *Der Nebel* hatte es ihm angetan. Wir sprachen oft darüber.

»So eine spannende Geschichte!«, erzählte Herr S. »Da ist ein Ort, der vollständig von etwas Lähmendem, Bedrohlichem, Schrecklichem umschlossen ist, aus dem Monster hervortreten. Und die handeln blind, sie wählen nicht aus, wen sie umbringen. Es kann jeden treffen. Die Menschen versuchen, sich zu verstecken, aber es ist unmöglich. Wer sterben soll, stirbt. Es ist nur eine Frage der Zeit.«

»Wie schrecklich«, entgegnete ich. »Wenn man ein eigenes Ende schreiben könnte, würde man dann vielleicht doch einen sicheren Ort zum Verstecken finden? Oder die doch irgendwie besiegen?«

»Nein, dann gäbe es diese Geschichte ja nicht. Solche Monster kann man nicht auslöschen.«

»Das heißt also, dass diese Menschen den Monstern vollkommen ausgeliefert sind und keinerlei Einfluss auf ihr Schicksal haben? Es gibt nichts, was sie tun können?«, wollte ich die Wahrnehmung des Patienten genauer kennenlernen.

»Schließlich endet das Buch mit dem Wort ›Hoffnung‹.«

»Vielleicht gibt es was«, überlegte Herr S. »Wenn ihr Ende besiegelt ist, können sie vielleicht wenigstens schmerzfrei sterben.«

Von diesem Moment an war das unser Therapieziel: das Leiden verringern. Bis zum Ende seines Klinikaufenthalts sprachen wir über Bücher, seine Zeichnungen und ein bestmögliches Befinden. Kein Wort über Krankheit und Tod – ganz wie er es wünschte. Jedenfalls kein direktes Wort, denn Herr S. sprach in Metaphern über den Schrecken und die Unausweichlichkeit seiner Situation. Das gab er mir vielfach zu verstehen, etwa in einer seiner Zeichnungen, auf der ein Monster einen Menschen an genau der Stelle entzweiriss, an der sein Tumor saß. Der Patient hatte einen Weg gefunden, das zum Ausdruck zu bringen, was er brauchte, auf genau die Art, wie er es brauchte. Auf diese Weise konnte er mit dem Schicksal umgehen, dem er nicht entrinnen konnte.

Auch seine Familie akzeptierte schließlich diese Art der Kommunikation, wodurch sich Herr S. angenommen und paradoxerweise besser verstanden fühlte.

Wir haben uns angewöhnt zu glauben, dass wir für ein gegenseitiges Verstehen Informationen und direkten Austausch brauchen. Diese Geschichte zeigt jedoch: Wenn wir den Willen des Patienten akzeptieren und darauf vertrauen, dass er die für sich stimmigste Art des Umgangs gefunden hat, kann Raum entstehen für echte Nähe. Sie sprachen nicht über Krankheit und Tod, aber sie redeten über viele andere für sie wichtige Dinge.

Der Nebel umfing Herrn S. drei Monate später.

5 Im Reich Oz

Wenn du dich mit anderen vergleichst, könntest du bitter werden und dir nichtig vorkommen; denn immer wird es jemanden geben, größer oder geringer als du.

Ein Mobbingsturm hatte sie in meine Praxis getrieben, so verängstigt, dass schon die Bereitschaft zur Therapie als Erfolg zu werten war. Woche für Woche arbeitete sie daran, ihr Gefühl von Handlungsfähigkeit und ihren Glauben an die eigenen Möglichkeiten wieder aufzubauen, die ihr genommen worden waren. Mit der Zeit erkannte sie, dass sie den Glauben an sich selbst schon verloren hatte, bevor die Quälerei bei der Arbeit begann. Irgendwo zwischen dem Tod ihres Vaters und der Beziehung zu ihrem gewalttätigen Ehemann, von dem sie sich glücklicherweise vor einigen Jahren getrennt hatte. Sie fand langsam ins Leben zurück, wurde ruhiger, schlief besser und erfuhr neue Tatkraft im Alltag. Sie öffnete sich für neue Erfahrungen, begann, wieder an ihre eigenen Fähigkeiten und ihre Kraft zu glauben. Sie hatte wirklich gute Arbeit geleistet, und wir fingen an, über den Abschluss der Therapie zu sprechen. Diese Entscheidung fiel ihr schwer. Immer häufiger erzählte sie von alltäglichen Problemen, die ihr über den Kopf zu wachsen schienen. Ihr? Der Frau, die schon so vielen Problemen erfolgreich die Stirn geboten hatte? Ich war verwundert, wie klein sie sich machte. Und ich erfand eine Geschichte für sie.

»Diese Geschichte widme ich Ihnen. Möchten Sie sie hören?«

»Klar!«, ihre Augen leuchteten.

»Der Titel lautet ›Gedöns‹.« Ich sah Verblüffung im Blick der Patientin – oft ein Schlüssel zum aufmerksamen Zuhören. Und so begann ich, langsam und im Rhythmus des Atems zu erzählen:

»Nach einem langen und anstrengenden Weg durchs Dickicht betrat Dorothee eine offene Fläche. Sie blickte sich um und konnte kaum glauben, dass diese lange Mühsal jetzt zu Ende war. Sie blickte in das Dunkel, das sie hinter sich gelassen hatte. Und obwohl sie die Grenze zwischen ›damals‹ und ›,jetzt‹ genau erkennen konnte, erschien ihr diese lichte Welt unwirklich. Nach einer Weile trat sie dennoch ihren weiteren Weg an. Der Pfad mäanderte munter durch grüne Felder. Der Himmel über ihr erstrahlte blau, sie hielt zwar nach den wohlvertrauten dunklen Wolken am Horizont Ausschau, aber es erschien keine. Es war ein wunderschöner sonniger Tag, wie dafür gemacht, alles Schwierige zu vergessen und neugierig Ausschau zu halten nach dem, was nun kommt. Umso mehr, da die Gegend zum Erkunden einlud. Dorothee setzte ihre Schritte immer sicherer. Anfangs blickte sie sich noch immer wieder um und prüfte, ob die Dunkelheit sie nicht einholte. Doch je länger sie ging, desto sicherer wurden ihre Schritte auf dem festen Boden. Sie fühlte sich ruhiger und sicherer, dass alles Dunkle hinter ihr lag.

Je länger sie ging, desto mutiger beschritt sie die unbekannten Pfade. Bog nach rechts ab, bog nach links ab ... An die Stelle der alten Unsicherheit trat immer mehr kindliche Neugier. Sie lächelte vor sich hin und dachte bei sich: Was mich wohl hier erwartet? Wie interessant, hier bin ich noch nie gewesen!

Als sie so weit gegangen war, dass die alten Schatten hinter der letzten Biegung zurückgeblieben und nur noch eine verschwommene Erinnerung waren, dachte sie: War mir das Leben wirklich mal so schwer? Habe ich das wirklich alles ausgehalten? Und sie nahm immer deutlicher wahr, wie schön die Welt um sie herum war und wie sie von einem guten Leben zeugte. In diesem Moment stolperte sie plötzlich über etwas Kleines.

Es verblüffte sie, dass sie so aus ihrem Rhythmus gestolpert war. Sie wunderte sich so sehr, dass sie innehielt und hinabblickte. Vor ihren Füßen sah sie das Gedöns liegen, über das sie gestolpert war. Einfacher Tand war das, ein unbedeutendes Ding. Und dennoch bückte sich Dorothee unerklärlicherweise, hob das Gedöns auf und nahm es mit.

Wozu? Das wusste sie selbst nicht. Wahrscheinlich war es fast schon ein Reflex gewesen. Es hatte Zeiten gegeben, da hatte sie ganz verschiedene Dinge gebraucht, und man konnte nie wissen, was sich als nützlich erweisen würde. Vielleicht war das der Grund. Vielleicht war sie auch nur überrascht gewesen und hatte sich keine Zeit genommen, um über ihre Entscheidung nachzudenken. Schwer zu sagen. Wie dem auch sei, von nun an begleitete das Gedöns Dorothee auf ihrer Reise. Wenn sie den Sonnenuntergang betrachtete, teilte sie ihre Aufmerksamkeit zwischen Bewundern, wie sich der Himmel rosa färbte, und dem Gedöns. Beim Essen dachte sie teils daran, wie gut ihr Lieblingsgericht schmeckte, und teils an das Gedöns, das sie begleitete. Schließlich kehrte sie nach Hause zurück. Und von nun an nahm sie das Gedöns mit unter die Dusche, mit zur Gartenarbeit und mit auf die Couch zum Teetrinken.

Bis sie eines Tages einen Ausflug zum Fluss machte. Unterwegs auf ihrem Kajak begegnete sie einem bunten Boot, in dem sich eine Frau sonnte. Sie genoss den sonnigen Tag und ließ sich im ruhigen Strom dahintreiben, ganz ohne Eile.

›Hallo! Guten Tag! Was für ein herrlicher Tag, nicht wahr?‹, rief sie Dorothee zu.

›Stimmt‹, antwortete Dorothee mit einem leisen Lächeln.

Die Frau blickte auf Dorothees Kajak und sagte: ›Du wirst ihn noch mehr genießen können, wenn du das Gedöns da loswirst, das du mit dir herumschleppst. Das hat sich ja ziemlich fettgefressen! Wie lange fütterst du es schon mit deiner Aufmerksamkeit?‹

Dorothee blickte verwundert neben sich auf die Sitzbank, wo sie das Gedöns abgelegt hatte. Es war nicht mehr klein wie ein Kiesel. Es war riesig und warf einen Schatten wie die, die sie aus dem Dickicht kannte, dem sie einst entkommen war.

›Tatsächlich! Ich weiß es nicht. Wozu brauche ich dieses Gedöns überhaupt?‹, wunderte sie sich laut.

›Dann lass es doch einfach irgendwo liegen. Ist doch nicht dein Gedöns. Das hat offenbar irgendjemand verloren und hat es wahrscheinlich schon längst vergessen. Glaub mir, wenn du es loswirst, wird es auch dir nicht fehlen. Viel Glück!‹

Die Frau im bunten Boot lächelte, und genauso geschmeidig, wie sie aufgetaucht war, glitt sie nun davon.

Die Farben schillerten noch in der Ferne, da schubste Dorothee das Gedöns entschlossen über Bord. Und vergaß es einfach sofort. Sie fuhr weiter und freute sich am blauen Wasser, in dem sich der Himmel spiegelte.

Und mit kindlicher Neugier blickte sie dem entgegen, wohin sie als Nächstes gelangen würde.«

Die Patientin strahlte. Sie saß da und lächelte mit leuchtenden Augen.

»Ja, klar! Gedöns!«, lachte sie.

Ein paar Sitzungen später fragte sie, ob wir die Therapie abschließen könnten. Sie spürte, dass sie mit den kommenden Herausforderungen zurechtkommen würde. Mit dem Gedöns auch. Das wird sie sich selbst überlassen und weitergehen. Wohin sie will.

6 Ein altes Sprichwort

Bleibe weiter an deiner Laufbahn interessiert,
wie bescheiden auch immer. Sie ist ein echter Besitz
im wechselnden Glück der Zeiten.

Seine Freundin hatte ihn zur Therapie gebracht. Es ging aber nicht um eine Paartherapie. Seine Probleme betrafen eigentlich alle wichtigen Beziehungen – die aktuelle, aber auch die zur vorherigen Partnerin, die zur kürzlich verstorbenen Mutter, die zum Vater …

»Bitte, helfen Sie ihm«, bat sie. »Er ist ein guter Mensch, aber er schafft es nicht alleine. Ich liebe ihn, aber selbst ich halte es manchmal nicht mehr aus.«

»Stimmt«, pflichtete der Mann ihr bei. »Irgendwie baue ich ständig Mist. Auch wenn ich mir Mühe gebe, hau' ich ja doch irgendwas raus, was dann zu Streit führt. So geht's mir mit allem. Ich bin echt hoffnungslos.«

Wir kamen überein, dass vielleicht irgendwann die Zeit für eine Paartherapie käme, wir aber erst einmal mit einer Einzeltherapie beginnen würden.

Er kam regelmäßig zu mir, brachte sich sehr in die Gespräche ein, erzählte offen von sich, von seinen Misserfolgen in Beziehungen und seinen Erfolgen bei der Arbeit. Von Letzteren sprach er beiläufig, sie bildeten eher den Hintergrund für Geschichten über Missverständnisse mit Vertragspartnern. Das störte ihn bei der Arbeit allerdings wenig, er hatte großes Talent und Unternehmergeist. Trotz seines jungen Alters war er finanziell gut aufgestellt, die

Leute mochten seine Tischlerarbeiten. Er brauchte keine Werbung für sich zu machen und hatte dennoch stets mehr Aufträge, als er bearbeiten konnte. Doch für ihn selbst schien das keine Bedeutung zu haben, er schien auch sein Talent nicht zu sehen. Weder für die Tischlerei noch fürs Unternehmerische. »Das ist doch bloß Arbeit«, wehrte er ab.

Als er zum wiederholten Mal behauptete, er sei unnütz, wunderte ich mich laut: »Wie kann das sein: In dem Lebensbereich, der Ihnen so wichtig ist, und wo Sie sich so viel Mühe geben, haben Sie das Gefühl, dass Sie scheitern. Hingegen dort, wo Sie mit Leidenschaft dabei sind, aber weder Ergebnisse noch Spannungen erwarten, stellt sich der Erfolg von alleine ein?«

Seine Miene verdüsterte sich. Er schwieg lange, schüttelte den Kopf, dachte nach.

»Sie haben recht. Das ist wie in diesem alten Sprichwort«, sagte er schließlich ernst.

Rasch kramte ich in meinem Gedächtnis nach einem passenden Sprichwort, ohne Erfolg. Doch ich sollte es gleich erfahren, denn der Patient fuhr mit eiserner Miene fort:

»Man sagt ja ›Wer nicht drauf pfeift, der nicht gewinnt‹.«

Ich habe nicht gelacht, denn ganz offensichtlich hatte hier eine wesentliche Erkenntnis stattgefunden. Sie bildete den Impuls für sehr effektive weitere Therapiesitzungen. Dieser Ausspruch hatte die Bereitschaft zu der Veränderung geweckt, die der Patient brauchte.

Manchmal wird das Tor zur Veränderung durch eine Zauberformel aufgeschlossen, in der richtigen Sprache, die nur der Patient kennt.

Und wo wir schon bei Zauberformeln sind: Sie haben die Macht zu heilen, und sie haben die Macht, Lebensgeister zu nehmen. Der Placebo- und der Noceboeffekt – der »helfende« und der »schadende« – sind medizinisch gut erforscht und vielfach beschrieben. Von der Macht dieser Phänomene und von Zauberformeln und Flüchen konnte ich mich an einem Ort sehr rationaler Medizin überzeugen, in der Klinik am Institut für onkologische Forschung ...

7 Der Fluch

Darum lebe in Frieden mit Gott, was für eine Vorstellung du auch von ihm hast und was immer dein Mühen und Sehnen ist. In der lärmenden Wirrnis des Lebens erhalte dir den Frieden mit deiner Seele.

Der ältere Herr baute immer weiter ab. Nach einer Sigmaresektion kam er einfach nicht wieder zu Kräften. Der Eingriff war erfolgreich verlaufen, man erwartete eine gute postoperative Heilung. Der schlechte psychische Zustand des Patienten wollte jedoch nicht dazu passen. Er klagte über nichts Konkretes, er fühlte sich erschöpft und unfähig, zu alter Aktivität zurückzufinden. Nachdem ich mit seinem behandelnden Arzt gesprochen hatte, bat ich den Patienten ebenfalls um ein Gespräch, dem er zustimmte. Er war nicht sonderlich mitteilsam, ich hatte das Gefühl, dass er etwas verbarg. Er schien die Ursache für seinen schlechten Gesundheitszustand zu kennen, wollte sie jedoch aus irgendeinem Grund nicht offenbaren. Ich denke, der Ort verunsicherte ihn – die chirurgische Abteilung der Onkologie schien kein angemessener Raum für seine Geschichte zu sein. Während eines unserer nächsten Gespräche erfuhr ich, warum er sich damit so schwertat. Herr K. schämte sich.

»Ich kann Ihnen nicht sagen, worum es geht, Sie würden mich auslachen«, tastete er sich voran, als ich ihm von meinem Eindruck erzählte, er verbärge etwas vor mir.

»Ich pflege nicht, Menschen auszulachen«, erklärte ich.

»Das ist aber wirklich schräg. Sie werden mir wohl ohnehin nicht glauben«, stellte er fest.

»Das erfahren wir nur, wenn wir es versuchen.« Ich wartete, bis er bereit war.

»Nun gut«, seufzte er. »Schuld ist ein Fluch.« Daraufhin schwieg er und prüfte meine Reaktion, während ich auf den Fortgang der Geschichte wartete.

»Sie können mir alles erzählen oder so viel, wie Sie möchten. Ohne Eile. Wir haben Zeit.« Ich setzte mich bequemer hin, und der Patient begann mit seiner Geschichte über einen lange schwelenden Konflikt mit seinem Nachbarn, der seinen Höhepunkt erreicht hatte, kurz bevor Herr K. ins Krankenhaus kam.

»Dieser vermaledeite Mistkerl« – so sprach der Kranke von seinem Nachbarn – »hat mich verflucht! Damit droht er schon lange, aber ich hätte nicht gedacht, dass er tatsächlich so weit gehen würde. Doch er hat es getan! Er war so wütend, dass er ein Stück Speck unter meiner Schwelle und ein zweites irgendwo auf dem Friedhof vergraben und mich verflucht hat. Ich werde nicht wieder gesund. Ich weiß gar nicht, wozu ich mich auf diese OP eingelassen habe.« Seine Stimme brach, und seine Tränen bewiesen, wie sehr ihn diese Geschichte mitnahm.

Ich atmete tief durch, um mich zu sammeln. Die Fakten sprachen gegen den Pessimismus des Patienten. Die Operation war gut verlaufen und auch die Prognose war optimistisch. Doch keine rationalen Argumente würden Gehör finden, solange übernatürliche Kräfte das Problem waren. Wie gut, dass ich mich für Märchen interessiere, überlegte ich. Daher weiß ich, dass es für jeden Fluch einen Gegenzauber gibt. Er musste nur gefunden und der Fluch aufgehoben werden. Für den Patienten war die Sache todernst, und so galt es, auch die Lösung zu behandeln. Ich erkundigte mich, ob Spiritualität im Leben des Patienten eine Rolle spielte, und er erklärte, er wäre Christ. Das sollte die therapeutische Aufgabe sehr erleichtern. Ich benötigte also die Hilfe seiner Familie und einen Experten für das Sakrale, denn Zauberformeln haben ihre eigene Sprache.

Im Gespräch mit Herrn K.s Frau erfuhr ich, dass sie von dem Problem wusste. »Er ist einfach nicht davon abzubringen«, sorgte sie sich. »So ein Sturkopf! Und immer weiß er alles besser.« Gleichzeitig schien die Frau beschämt von den »Phantastereien« ihres Mannes.

»Das Letzte, was Sie jetzt brauchen, ist Streit. Sie sollten ihrem Mann zustimmen und seine Perspektive annehmen. Sie können doch nicht einfach akzeptieren, dass es keinen Ausweg gibt. Zunächst muss dieser Speck gefunden und ihrem Mann mitgeteilt werden, dass er ausgebuddelt ist. Könnten Sie das machen?«

»Wenn es sein muss, mache ich es«, die Frau des Patienten wählte ihre Worte vorsichtig. »Wenn Sie meinen, dass ihm das hilft.«

»Sehr gut. Das ist wichtig, damit Ihr Mann spürt, dass seine Familie ihn ernst nimmt und unterstützt. Alles Weitere übernehmen wir hier in der Klinik. Bleiben Sie optimistisch! Aufgeben kann man später immer noch. Noch besteht Hoffnung auf einen guten Ausgang dieser Geschichte.«

Der Patient willigte ein, dass ich seinen behandelnden Arzt und den Kaplan der Klinik in das Problem einweihte. Beide waren bereit zu helfen. Der Arzt erklärte Herrn K., dass er sämtliche therapeutischen und geistlichen Anordnungen in die Behandlung aufnehmen würde. Der Kaplan wiederum, ein sehr erfahrender, bejahrter Geistlicher, versicherte, er würde alle erforderlichen Rituale durchführen.

»Alles wird gut«, beruhigte er mich. »Ich weiß schon, was zu tun ist, damit sich der Kranke besser fühlt. Das Weihwasser steht bereit, und ich kenne Exorzismen, die ihm Kraft geben werden. Wenn wir Gott auf unserer Seite haben, kann uns niemand etwas anhaben!«, lächelte er vielsagend.

Ich habe nie erfahren, was all diese Rituale waren, die der Geistliche mit dem Kranken durchführte. Wir waren beide dem »Beichtgeheimnis« verpflichtet und teilten nur die notwendigsten Informationen. Am wichtigsten war mir, dass der Patient in dem Bereich Stärkung erfahren hatte, in dem er sie am meisten brauchte, und zu dem weder ich noch sein behandelnder Arzt Zugang hatten. Was wirkt, wirkt eben. In der Onkologie (und generell bei Behandlungen, denke ich) sind alle Kniffe erlaubt, wenn sie die erwünschte Wirkung bringen. Dem Patienten ging es zunehmend besser, er begann, mit den Physiotherapeuten zusammenzuarbeiten, und sein Appetit kehrte zurück. Der Fluch war aufgehoben. Die Therapie war erfolgreich.

Womöglich wäre die Behandlung nicht erfolgreich gewesen, hätte Herr K. nicht seine Scham überwunden und sein Problem ausgesprochen. Scham hält oft Veränderungsprozesse zurück, und es braucht Kraft und Mut, sie zu überwinden. In der Praxis begegnet mir die Scham sehr häufig, vielleicht sogar häufiger als Angst, Trauer oder Zorn. Ich denke, für viele Menschen ist gerade die Scham Grund ihres Leidens. Das Problem an der Sache ist, dass die Menschen sich schämen, sich damit zu beschäftigen.

Frau A. hatte das Problem bereits hinter sich. Sie wusste um ihre Scham und hatte keine Angst, es zuzugeben. Aber sie brauchte etwas anderes ...

8 Kein Zutritt für Männer

In deinen geschäftlichen Angelegenheiten lass Vorsicht walten; denn die Welt ist voller Betrug. Aber dies soll dich nicht blind machen gegen die gleichermaßen vorhandene Rechtschaffenheit. Viele Menschen ringen um hohe Ideale; und überall ist das Leben voller Heldentum.

Frau A. galt als »schwierige Patientin«. Sie stellte viele »irrelevante« (wie das Personal fand) Fragen zum Behandlungsverlauf, wollte die Kontrolle über die einzelnen Etappen des Klinikaufenthalts. Leider erlaubt die Art, wie eine chirurgische Abteilung funktioniert, keine langen Diskussionen mit Patienten. Wer mehr Zeit für Erläuterungen braucht, muss mit Frustration rechnen oder sich mit mir begnügen. Ich werde hinzugezogen, wenn Patienten eine Krise durchleben, aber auch wenn sie an kritischen Situationen beteiligt sind.

Frau A.s fordernde Haltung war vom ersten Moment an spürbar. Als ich sie fragte, ob es etwas gebe, was sie für einen besseren Klinikaufenthalt noch bräuchte, wollte sie das unter vier Augen besprechen.

»Ich habe Krebs«, stellte sie fest, sobald wir in meinem Behandlungszimmer angekommen waren. »Aber ich habe schon Schlimmeres erlebt.«

Nach diesem Einstieg hörte ich ihren kurzen Bericht über ihren langen Leidensweg als Opfer sexueller Gewalt als junges Mädchen. Nachdem dieser Albtraum beendet war, hatte sie eine Psychotherapie durchlaufen, eine gute Beziehung mit ihrem aktuellen Partner aufgebaut, und sie hatten gemeinsam eine gute Familie gegründet. Sie ging einer interessanten Arbeit nach und hatte gute, vertraute Freunde. Den Rhythmus ihres Lebens unterbrach nun die Krebserkrankung. Frau A. ging pragmatisch an die Behandlung heran und durchlief alle Stufen mit Disziplin und vollem Einsatz. Bis zum Moment der geplanten Operation, in deren Verlauf es zu etwas kommen sollte, von dem sie sich versprochen hatte, es nie wieder zuzulassen.

»Ich lasse es nicht zu, dass ich je wieder ohne die geringste Einflussmöglichkeit unbekleidet daliege und irgendein Mann über mein Schicksal entscheidet. Das verstehen Sie doch, oder? Genau so sah mein Albtraum aus. Ich lag reglos da und konnte nichts tun, während er sich an mir verging.«

Ich verstand. Die Patientin hatte recht. Die OP sollte ähnlich verlaufen, auch wenn sie zum Ziel hatte, ihr Leben zu retten. Der Arzt hatte zwar nicht vor, ihr Schaden zuzufügen, aber tatsächlich musste er ihr Verletzungen zufügen, er musste ihren Körper aufschneiden. Mir war klar, dass die Umstände der OP als Trigger wirken könnten, und dank ihrer früheren Therapie wusste sie das auch und wollte dem entgegenwirken. Also suchten wir gemeinsam nach einer guten Lösung.

»Kann mich nicht eine Frau operieren?«, erkundigte sich die Patientin.

»Leider nein«, erklärte ich. »Das Expertenteam für den Verdauungstrakt besteht ausschließlich aus Männern. Allerdings betritt der Arzt den Operationssaal erst, wenn der Patient bereits anästhesiert ist, und sieht auch nur den Ausschnitt des Körpers, der operiert werden soll. Der restliche Körper bleibt bedeckt. Die Vorbereitungen treffen Krankenschwestern und der Anästhesist. Hier können wir dafür sorgen, dass nur Frauen anwesend sind.«

»Es wird mich kein Mann sehen?«, versicherte sie sich.

»Wir können es so einrichten. Dafür muss ich mit Ihrem behandelnden Arzt zusammenarbeiten und brauche Ihr Einverständnis, dass ich ihm – natürlich ohne Einzelheiten – Ihre Bedürfnisse mitteilen kann.«

Frau A. willigte ein, dass ich mit dem zuständigen Chirurgen sprechen durfte. Er fragte nicht nach Einzelheiten – ganz Chirurg eben. Da es wichtig für die Patientin wäre, dass sie während des gesamten Eingriffs bedeckt bliebe, nahm er diesen Wunsch sehr ernst. Vor der Operation versicherte er der Patientin persönlich, er würde dafür Sorge tragen, dass sie während des Eingriffs in allem, was sie brauchte, sicher sein würde.

Für ihn war das eine Kleinigkeit, eine schlichte freundliche Geste. Als ich mich später für seine Unterstützung bei einer erfolgreichen therapeutischen Intervention bedankte, überraschte ihn das. Sein Umgang mit der Situation hatte für die Patientin die Wirkung einer korrigierenden Erfahrung. Vor Jahren hatte sie Leid durch einen Mann erfahren. Jetzt hatte ein Mann ihre Intimität geschützt und ihre Sicherheit gewährleistet. Das war ebenso wichtig wie die erfolgreiche Operation, die ihre vollständige Genesung ermöglichte.

Diesen Fall wollte ich aus mehreren Gründen schildern. Zum einen zeigt er, wie das Vertrauen eines Patienten die Genesung beeinflussen kann. Zum anderen zeigt er, wie hilfreich und effektiv interdisziplinäre Interventionen für eine Behandlung sind. Vor allem aber wollte ich diesen Fall aufgrund der fordernden Haltung anführen, die die Patientin an den Tag gelegt hatte. Vor unserem Gespräch war sie sehr aufgewühlt gewesen, hatte immerzu Probleme gemeldet, bei jeder Kleinigkeit nachgebohrt.

Ihr Verhalten hing mit dem Stresserleben zusammen, dessen Grund sie nicht offenbaren konnte. Nicht zu Unrecht, denn es wäre nicht hilfreich gewesen, mit jedem über die intimen Details ihres Lebens zu sprechen. An diesem Beispiel wird deutlich: Anstrengende, schwierige Verhaltensweisen von Patienten haben oft wichtige Gründe. Auch wenn die Personen, die mit einem Patienten Umgang haben, die Gründe nicht erfahren, kann es schon helfen, wenn wir anerkennen, dass es Gründe gibt. So fällt es leichter, den Menschen so anzunehmen, wie er ist. Der erste Schritt in Richtung Veränderung liegt im Akzeptieren. Daher ermutige ich meine Kolleginnen und Kollegen, nicht über Patientenverhalten zu urteilen und stattdessen zu erkunden, was jemand für eine Veränderung und Kooperation brauchen könnte.

Manchmal braucht es nur eine gute Nachricht. Jeden Tag. So war es bei Frau J., die sich ins Leben zurück kämpfte.

9 Täglich ein Schluck lebendiges Wasser

Stärke die Kraft des Geistes, damit sie dich in plötzlich hereinbrechendem Unglück schütze.

Frau J. kam wegen Komplikationen bei der Behandlung eines Sarkoms in die chirurgische Abteilung. Die Diagnose hatte sie drei Jahre zuvor erhalten, als sie 32 Jahre alt war. Im bisherigen Behandlungsverlauf hatte sie viel gelitten, sie war geschwächt und ihr Blick auf sich und die Welt hatte sich gewandelt. Nach zahlreichen Konsultationen, einer langwierigen Diagnosestellung und mehreren Zyklen Chemotherapie, erhielt sie nun schon länger schlechte Nachrichten. Die Strahlenbehandlung brachte nicht die erwarteten Ergebnisse, eine Fistel begann zu eitern, und es kam zu massiven lebensbedrohlichen Blutungen. Ich wurde nach einer zweiten Reoperation hinzugezogen, als klar war, dass der Klinikaufenthalt länger dauern und das Risiko von Komplikationen bergen würde. In diesem fortgeschrittenen Stadium waren die Heilungschancen schwer einzuschätzen. Ein Stoma musste gelegt und der vom Tumor befallene Lenden-Darmbeinmuskel entfernt werden. Die Wundheilung schritt nur langsam voran.

Die Patientin hatte zuvor keine positiven Erfahrungen mit Psychologen gemacht und wusste nicht recht, wie ihr einer helfen könnte. Sie begann die Gespräche vorsichtig, sprach davon, dass sie schwach wäre, aber zurechtkäme, und dass sie nichts weiter bräuchte. Jeden Tag respektierte ich ihre Absage und fragte am nächsten Tag wieder nach, ob sich etwas geändert hätte. Sie litt immer mehr, und mit der Zeit weckte die Aussicht auf Erleichterung und mehr Einfluss auf das eigene Wohlbefinden ihr Interesse so weit, dass sie sich bereiterklärte, mit mir zu arbeiten. Eine gute Entscheidung, wie sich herausstellte, denn auf Frau J. kam ein Überlebenskampf zu, und sie konnte jede Unterstützung gebrauchen. Sechs Mal musste sie aufgrund wiederkehrender Blutungen notoperiert werden, und sie verbrachte viele Wochen auf der Intensivstation und der Chirurgie. Der längste Aufenthalt dauerte 49 Tage.

Der behandelnde Arzt war bereit, die Therapie damit zu unterstützen, dass er bewusste Botschaften an die Patientin richtete. Bis dahin hatte jedes Arztgespräch auch eine Information über weitere Komplikationen und erforderliche Behandlungen enthalten. Nachrichten, die die Patientin weiter schwächten und ihre Apathie verstärkten. Es entglitt uns das, was für eine erfolgreiche Behandlung am wichtigsten ist: die Kooperation der Patientin. Sie verweigerte das Essen, jegliche Aktivitäten und den Kontakt mit der Familie ... Sie entwickelte eindeutig einen depressiven Blick auf die Wirklichkeit, ihre Ängste und Versagensgefühle nahmen zu. Ich bat also den Arzt, er möge ihr jeden Tag eine gute Nachricht über ihren Zustand mitteilen. Ein scheinbar einfacher Auftrag: »Frau J. soll bitte jeden Tag eine positive (und wahre!) Nachricht zu ihrem Gesundheitszustand erhalten.«

Allerdings war das keine einfache Aufgabe, vor allem an Tagen mit weiteren Krisensituationen. Der Fokus von Krankheit liegt auf Defiziten – auf Symptomen, Einschränkungen, Leiden ... Heilende Berufe haben die Aufgabe, die Ressourcen, Gesundheitsanzeichen und Möglichkeiten zu erkennen, die der Patient nicht wahrzunehmen vermag. Mit der Zeit fiel es dem behandelnden Arzt immer leichter, trotz des schlechten Gesundheitszustands gute Nachrichten zu finden. Er erklärte der Patientin, dass die Entzündungswerte sanken, der Hämoglobinwert stieg, dass die Wunden weniger eiterten, dass ihre Temperatur stabil blieb. Dank der täglichen guten Nachrichten, die die Patientin erwartete und erhielt, schaffte sie es, ihre Hoffnung aufrechtzuerhalten. Sie verfiel nicht der Verzweiflung und kämpfte weiter um ihr Leben.

Allerdings begann der Arzt nach weiteren gesundheitlichen Krisen der Patientin, an der Wirksamkeit dieses Vorgehens zu zweifeln.

»Welchen Sinn hat es denn, dass ich der Patientin morgens sage, ihr Zustand bessere sich, und am Nachmittag müssen wir wieder notoperieren, weil Blutungen auftreten?«, fragte er.

»Und wie soll mehr Hoffnung ihr schaden?«, fragte ich zurück.

Niemand wusste, welches Schicksal die Patientin erwartete. Klar war, dass zum Aufgeben noch Zeit sein würde, und solange die Ärzte um ihr Leben kämpften, konnte mehr Hoffnung nur helfen. Wenn ein Mensch um sein Leben kämpft, kann von falscher Hoffnung keine Rede sein. Wenn wir jedoch in falsche Hoffnungslosigkeit verfallen, geben wir zu schnell auf und berauben uns der Chance zu erfahren, was passiert wäre, wenn wir weitergemacht hätten. Hoffnung ist kein Erfolgsgarant, aber sie eröffnet den Blick auf Möglichkeiten, die der Verzweiflung verborgen bleiben. Die Unterstützung durch den Arzt, der täglich eine Ressource in Frau J.s Gesundheitszustand finden sollte, war der erste Schritt auf dem Weg zu neuer Kraft und heraus aus den Krisen. In der Psychotherapie machte sie weitere Schritte. Ihre Kraft lag in ihrer zunehmenden Offenheit und Bereitschaft, Hilfe anzunehmen. Die Patientin kooperierte, konnte Schritt für Schritt ihre Trancezustände vertiefen und in den schwierigsten Momenten der Behandlung an ihrem sicheren inneren Ort ihre Kräfte für die weitere Behandlung schonen. Sie hatte mehrere große Operationen überstanden, die sie geschwächt hatten. Dass sie überlebt hatte, war ihre große Ressource. Außerdem hatte sie die Unterstützung ihrer Familie und Freunde, die auf sie warteten.

Während des gesamten Therapieverlaufs arbeiteten wir an einem starken Kontakt mit ihrem Potenzial. Nach und nach entdeckte Frau J. weitere Kraftquellen: Erinnerungen an erlebte Erfolge, die Fähigkeit, Menschen für sich zu gewinnen, Fleiß, Eigenständigkeit ... Alles, was sie daran erinnerte, dass Krisen Herausforderungen sind, mit denen sie zurechtkommt. Und sie begann, auch ihre Krankheit so zu behandeln.

Nach einem weiteren sehr ermüdenden Aufenthalt auf der Intensivstation musste Frau J. sukzessive wieder eigenständiger werden. Ihr Zustand stabilisierte sich, sie war außer Lebensgefahr. Nun galt es, neu zu lernen, was zuvor selbstverständlich gewesen war: sich selbstständig aufsetzen, aufstehen, erste Schritte und Toilettengang. Die Angst vor dem Tod ließ langsam nach, an ihre Stelle trat die Angst vor dem Leben nach dem Krankenhaus.

Die Patientin sorgte sich, sie würde nicht ausreichend eigenständig funktionieren können und auf ihre Eltern angewiesen sein. Sie war ihren Eltern dankbar für ihre Unterstützung, doch bevor sie erkrankte, war sie ausgezogen und hatte eine interessante Arbeitsstelle angetreten. Diese Eigenständigkeit zu verlieren, wäre ein harter Schlag für sie. Sie brauchte ihre Unabhängigkeit für ein gutes Leben. Die Freude, dass man überlebt hat, ist riesig, aber von kurzer Dauer, es folgt der Wunsch nach einem guten Leben, so vollwertig wie möglich. Neben der Erschöpfung setzten der Patientin auch Schmerzen an der operierten Stelle zu, und das Gefühl zu leiden verstärkte die Schmerzen zusätzlich. Eine erste therapeutische Intervention sollte das eine vom anderen trennen.

In den Therapiegesprächen nahm ich die Fragen und Sorgen zur Zukunft auf … und überließ sie der Zukunft, während ich die Aufmerksamkeit der Patientin auf das fokussierte, was jetzt wichtig war. An erster Stelle stand das Bedürfnis, sich eigenständig bewegen zu können. Dafür mussten die Schmerzen verringert werden. Das erreichten wir mit Trancearbeit nach Milton Erickson, eine Art Dialog, der das Gefühl von Entspannung vertieft und den eigenen Einfluss auf die Körperwahrnehmung stärkt, was das Wohlbefinden der Patientin steigerte. Mit nachlassenden Schmerzen konnte Frau J. effektiver mit der Physiotherapeutin arbeiten und ihre Mobilität verbessern. Schritt für Schritt erlangte sie ihre Beweglichkeit wieder. Bei der Arbeit am postoperativen Schmerz führte ich die Patientin in einen Zustand der Entspannung, den sie, mit Fokus auf ihren Atem, so weit vertiefte, wie sie wollte. Daraufhin erlaubte sie sich, die Entspannung auf den ganzen Körper auszudehnen, und konzentrierte sich dabei besonders auf die schmerzende Stelle. Die Patientin entschied intuitiv, wie sie das Gefühl der Erleichterung hervorrief. Mal über ein Gefühl von Einfrieren und angenehmer Taubheit, dann wieder über das Gefühl einer schweren Kompresse, die tief in den Körper hinein wirkte und ihn von innen stärkte. Dieses Gefühl hielt auch über die Trance hinaus an und linderte effektiv die Schmerzen, wodurch sie beweglicher wurde. Tranceinduktionen halfen der Patientin außerdem dabei, effektives Einschlafen einzuüben, wachsende Angstzustände zu kontrollieren und die Selbstheilungskräfte des Körpers zu stärken.

Während wir daran arbeiteten, einen Raum zu schaffen, in dem sie gut mit sich in Kontakt kommen konnte, erzählte ich der Patientin viele therapeutische Geschichten. Ich sprach vom Autofahren und davon, wie wir entscheiden, wohin wir abbiegen und wie wir Hindernissen ausweichen. Frau J. war immer sehr gerne Auto gefahren und identifizierte sich mit der Geschichte. Sie fand Kontakt zu der Erfahrung, wie es sich anfühlt, Richtungswechsel und Tempo bei Veränderungen zu beeinflussen und auf den Genesungsprozess selbst einzuwirken. Es war ihr klar, dass sie für die weitere Reise Kraftstoff brauchen würde, und umso mehr engagierte sie sich bei allem, woraus sie Energie schöpfen konnte.

Sterben geschieht von selbst, um das Leben müssen wir kämpfen. Der Tod beendet Veränderungsprozesse, und Veränderungen sind ein Zeichen dafür, dass das Leben weitergeht. In den Gesprächen mit der Patientin, in diesem Kampf um ihre Zukunft, konzentrierte ich mich daher zunächst auf ihre aktuellen Bedürfnisse und Möglichkeiten und knüpfte erst im weiteren Verlauf eine Verbindung zu dem, was kommen würde. Das lief unterschiedlich ab. Nach Milton Erickson »säen« wir Veränderungen. Wenn also die Patientin eine tiefe Entspannung und Erleichterung an der

Stelle der OP-Wunde spürte, gab ich ihr die Suggestion, dass sie auch später zu diesem Gefühl zurückkehren könnte, immer dann, wenn sie es brauchen würde. Während sie lernte, Ruhe zu bewahren und ihr Angstgefühl zu verringern, indem sie der Anweisung folgte, zu beobachten, wie sich das Körpergefühl mit dem Atem verändert, bekam sie die Suggestion, dass sie das, was sie während einer Trancesitzung erlebt hat, jederzeit und genauso leicht auch selbst herbeiführen kann.

Die Lebensgefahr war gebannt, und Frau J. bereitete sich auf die Rückkehr nach Hause vor. Wir sprachen über Zukunftspläne, die Rückkehr zur Arbeit, den ersten Urlaub, Treffen mit Freunden, neue Beziehungen. Die Patientin lernte, nach vorne zu schauen und sich für die Perspektive auf ein aktives Leben zu öffnen. Einer der Ärzte auf der Station hatte einen Gesprächsfetzen zwischen mir und der Patientin aufgeschnappt und fragte mich im Anschluss: »Ist dir nicht klar, wie ernst ihr Zustand ist? Du kannst doch nicht mit ihr sprechen, als wärst du sicher, dass sie gesund wird!«

»Du hast unrecht«, widersprach ich, »ich kann nicht mit ihr sprechen, als wäre ich sicher, dass sie nicht gesund wird.«

Zum Glück war der behandelnde Arzt meiner Meinung und überbrachte der Patientin bis zu ihrer Entlassung jeden Tag eine gute Nachricht.

Frau J. hat ihre Therapie abgeschlossen, sie lebt wieder selbstbestimmt und ist zur Arbeit zurückgekehrt, hat eine Beziehung aufgebaut und führt ein gutes Leben. Wir haben sporadisch weiterhin Kontakt, und ich weiß, dass sie mit ihren Herausforderungen gut zurechtkommt. So ist das mit Superheldinnen. Jedes Mal, wenn ich mit ihr spreche, teilt sie eine gute Nachricht aus ihrem

Leben mit mir. Es freut mich, dass sie sich das zur Gewohnheit gemacht hat.[3]

---

3 Diesen Therapieverlauf habe ich zuvor bereits in dem Artikel »Zastosowanie psychoterapii ericksonowskiej w leczeniu bolesnych aspektów życia« [Der Einsatz von Hypnotherapie nach Milton Erickson bei der Behandlung von schmerzhaften Aspekten des Lebens] in *Psychologia w praktyce* [Praxis der Psychologie] 11 (22) beschrieben.

10 Instant-Therapie oder: Die Spinne auf der Fensterbank

Freue dich deiner eigenen Leistungen
wie auch deiner Pläne.

»Behandeln Sie auch Phobien?«, kam die zierliche Frau in meinem Behandlungszimmer direkt zur Sache, kaum dass sie auf dem Sessel Platz genommen hatte.

»Grundsätzlich behandle ich Menschen, nicht ihre Symptome. Aber wenn diese Symptome Phobien sind, werden wir schon damit zurechtkommen«, antwortete ich ihr.

»Sehr gut«, entgegnete sie zufrieden. »Ich habe nämlich Angst vor Spinnen.«

Sehr gut, dachte ich bei mir, ich habe erst kürzlich damit aufgehört, das passt ja. Zwar hatte ich nie eine Spinnenphobie gehabt, aber Spinnen hatten definitiv nicht zu meinen Lieblingstieren gehört. Ich pflegte, sie mit kaltem Widerwillen zu betrachten und umgehend aus meiner Wohnung zu entfernen, bevorzugt durch die helfende Hand einer anderen Person. Der rationale Teil in mir wusste, dass diese Abscheu unbegründet war, sie war jedoch so stark, dass ich nichts dagegen unternahm. (C. G. Jungs Theorien zum kollektiven Unbewussten reichten mir als Rechtfertigung, daraus keine große Sache zu machen. Schließlich ist ein distanziertes Verhältnis zu Spinnen und Schlangen weit verbreitet.) Jedenfalls bis ich Mutter wurde. Ich wollte nicht, dass meine Kinder meine Vorurteile übernahmen. Sie sollten ihre eigenen entwickeln, dachte ich und beschloss, meine eigenen Beschränkungen zu überwinden und der Welt mit der Offenheit zu begegnen, die ich auch meinen Kindern mitgeben wollte. Mir klang die Überzeugung Milton Ericksons im Ohr: Wenn man etwas nicht kann, kann man so tun, als ob man es könnte, bis man es lernt; so lernt man schneller. Also begann ich, so zu tun, als würde ich Spinnen mögen. Erst einmal musste ich mich selbst überzeugen, also machte ich mich auf die Suche nach Gründen, weshalb Spinnen im Haus ein Segen sein könnten. Das fiel leicht, schließlich vertilgen sie eine Menge anderer Viecher. Dankbar, dass sie Milben vernichten, war ich ihnen gegenüber schon milder gestimmt. Von da an sagte ich mir beim Anblick dieser achtbeinigen Tierchen jedes Mal laut vor: »Was für ein reizender Winzling! Wo er wohl hinwill?«

Ganz nach Plan ging meine Begeisterung auch auf die Kinder über, und alle drei mögen Spinnen bis heute. Oder tolerieren sie zumindest. Meine Tochter brachte im Kindergarten regelmäßig Erzieherinnen an den Rand der Verzweiflung, indem sie bei Ausflügen jede Spinne streichelte, die ihren Weg kreuzte. Und wie oft meine Söhne ihren Cousinen aus brenzligen Begegnungen mit unseren achtbeinigen Mitbewohnern geholfen haben! Spinnen sind bei uns stets gerne gesehen. Ich kann nicht sagen, wann meine gespielte Akzeptanz in eine tatsächliche übergegangen ist, aber heute könnte ich einer Spinne ehrlich die Hand schütteln, oder alle acht. Zum Glück leben wir nicht in Australien, es wäre also völlig ungefährlich.

Diese Überlegungen zu meiner Haltung gegenüber Spinnen hatte ich im Hinterkopf, während mir die Patientin von ihrer Phobie erzählte. Dabei kam mir der Gedanke, dass in ihrem Fall die Angst vor Spinnen, die ja überall sind, auch eine weiter gefasste Angst vor dem einschloss, was überall ist: Die Frau hatte Angst, die Welt zu erkunden, das Leben in vollen Zügen zu leben. Mit wachsender Neugier lauschte ich ihrer Geschichte, und gleichzeitig fiel mein Blick auf die Fensterbank hinter ihr. Dort spazierte eine stattliche Kreuzspinne. Ein vortreffliches Exemplar. Als hätte sie jemand heraufbeschworen. Sie tauchte in dem Augenblick auf, in dem die Patientin beschrieb, wie entsetzlich es sich anfühlte, einer Spinne zu begegnen. Allein die Erwähnung versetzte sie in große Unruhe.

In einer ersten Sitzung setze ich nie hypnotherapeutische Interventionen ein. Zunächst muss ich die Motivation erkunden, herausfinden, wie stark die therapeutische Beziehung und wie offen ein Patient für diese Art der therapeutischen Arbeit ist. Da die Hypnotherapie nach Milton Erickson aber kein »nie« kennt, entschied ich mich, in diesem Fall sofort zu handeln.

»Wie ich sehe, tauchen Ihre Angstsymptome schon bei der bloßen Erwähnung von Spinnen auf«, stellte ich sachlich fest. »Ich schlage vor, dass wir damit beginnen. Möchten Sie eine Methode kennenlernen, mit der Sie Ihre Emotionen besser beherrschen können?«

»Ja, klar! Deswegen bin ich ja hier.« Die Patientin zeigte sich sehr interessiert, was Zustimmung bedeutete.

»Gut. Dann finden Sie jetzt in eine bequeme Sitzhaltung. Eine, in der Sie spüren, wie Sie sich mit Leichtigkeit entspannen, immer mehr und mehr ...«

Die Frau schloss die Augen, machte es sich im Sessel bequem, während ich die Suggestionen fortführte, mit denen sie sich entspannen konnte, in ein Gefühl der Ruhe fand und ihr Vertrauen in sich selbst wuchs. Diesen Trancedialog führte ich so lange fort, bis die Patientin äußerte, dass sie sich jetzt so ruhig und sicher fühlte, dass nichts und niemand sie aus der Ruhe bringen könnte. Nicht einmal eine Spinne.

»Nicht einmal so eine, wie die, die Sie auf der Fensterbank zu Ihrer Rechten sehen können?«, fragte ich.

Die Patientin öffnete die Augen, blickte die Spinne an und antwortete mit schläfriger Stimme: »Nicht einmal so eine«, woraufhin sie noch tiefer in die Entspannung glitt.

Die Spinne ging ihres Weges, und wir schlossen die Trancearbeit ab. Die Patientin öffnete wieder die Augen und kehrte mit ihrer Aufmerksamkeit in die Praxis zurück. Auf die Frage, wie es ihr ginge, antwortete sie: »Fabelhaft.«

Wir vereinbarten eine weitere Sitzung, und so begann eine regelmäßige therapeutische Arbeit. In den folgenden Sitzungen erwähnte die Patientin das Thema der Spinnenphobie nicht und sprach über andere Sorgen und Schwierigkeiten. Nach einigen Monaten der Therapie fragte ich, ob es in ihrem Leben einmal etwas gegeben hätte, wovor sie Angst hatte.

»Ja, es ist lange her, aber ich hatte mal Angst vor Spinnen«, gab sie zu. »Aber irgendwie hat das von selbst aufgehört.«

Andere Ängste hörten im Laufe der Therapie auch nach und nach auf. Sie half ihnen nur ein wenig dabei, indem sie in eine heilsame Trance verfiel.

Psychotherapeuten wissen, dass das Symptom, mit dem ein Patient vorstellig wird, oft ein anderes Problem verbirgt. Die Hypnotherapie nach Milton Erickson kann sehr effektiv Symptome verändern, weshalb ihr zuweilen eine oberflächliche Wirkung vorgeworfen wird. Dieser Vorwurf einer frühzeitigen Besserung hat mich stets verwundert. Wie meine Lehrer bin auch ich davon überzeugt, dass das Erleben sehr stark auf Veränderungen wirkt, viel stärker als das alleinige Verstehen eines Symptoms. Das hier geschilderte Beispiel zeigt, wie sich eine Therapie wirksam weiterführen lässt, auch wenn der Grund, der die Patientin zur Therapie geführt hat, sehr schnell ausgeräumt wird. Wie Milton Erickson zu sagen pflegte: Lernen fällt leichter, wenn man glücklich ist. Und für eine Veränderung braucht es manchmal nur: eine Veränderung. Es kommt auch vor, dass Behandlung und Heilung leichter fallen, sobald ein Problem – das auffälligste – gelöst ist.

Oder wenn es in Vergessenheit gerät. So war es auch in einem anderen Fall.

11 Vergiss, dass du dich nicht erinnerst

Ertrage freundlich-gelassen den Ratschluss der Jahre,
gib die Dinge der Jugend mit Grazie auf.

Diese Geschichte spielte sich während der Covid-19-Pandemie ab, und ich hoffe, lieber Leser im Jahr 2075, dass Sie keinen Schimmer haben, worum es sich dabei handelt. Vielleicht war da mal was im Geschichtsunterricht, das war aber dröge, und Sie haben nicht wirklich hingehört. Viele von uns träumen davon, diese chaotische Zeit der Angst und der Verluste zu vergessen. Vergessen kann eine starke Ressource sein.

In dieser Zeit herrschte ein strenges Besuchsverbot bei kranken Menschen. Für eine der Patientinnen der chirurgischen Abteilung, Frau J., war es besonders schwer, dass sie keinen Kontakt mit ihrer Familie haben konnte. Sie hatte die Diagnose einer fortgeschrittenen Krebserkrankung des Verdauungstrakts erhalten und hoffte auf eine erfolgreiche Operation, die sie gut überstehen und dann schnell nach Hause zurückkehren würde. Es kam anders. Sie musste sich einer Reoperation unterziehen, und es musste ein Stoma gelegt werden, was sie zusätzlich belastete. Hinzu kam, dass kurz vor der Krebsdiagnose eine beginnende Demenz festgestellt worden war. Die Gedächtnisschwankungen nahmen immer mehr zu. Sie wusste, woher sie kam, wer ihre Familie war, dass sie Enkelkinder hatte … Aber sie konnte sich nicht erinnern, ob sie mit ihnen Kontakt hatte oder wie lange sie schon im Krankenhaus war, und das machte ihr zunehmend zu schaffen.

Sie nutzte gerne die Gelegenheit, mit mir zu sprechen, und bei einem dieser Gespräche erzählte ich ihr die Geschichte vom weißen Pferd. Ich weiß nicht, von wem sie ist, aber ich greife gerne auf sie zurück. Sie eignet sich sehr gut für Menschen, die auf etwas hoffen, das (noch) nicht eintritt, und die auf eine Veränderung warten sollen. Es ist eine wirklich gute alte Geschichte. Besonders für das Jahr 2020 und die Zeit der Pandemie war sie passend. Ich begann, sie langsam zu entspinnen.

»Es war einmal ein Bauer, der hatte ein weißes Pferd. Es war ein schönes Tier, und die Nachbarn sprachen bewundernd: ›Was für ein gutes Arbeitstier du hast. Da hast du wirklich ein tolles Exemplar abgegriffen. Du hast echt Glück.‹

Darauf antwortete der Bauer: ›Ich habe ein weißes Pferd. Das ist eine Tatsache. Ob das nun gut ist oder schlecht, kann man nicht wissen.‹

Die Nachbarn schüttelten nur den Kopf und dachten sich ihren Teil. Bis zu dem Tag, an dem das Pferd von der Koppel entwischte. Da kamen sie zu ihm und sagten: ›Tatsächlich, du bist wohl doch kein so großer Glückspilz. Dein Pferd hast du jedenfalls verloren. Was für ein Pech!‹

Der Mann antwortete gelassen: ›Ich hatte ein weißes Pferd, und das ist mir abgehauen. Das sind die Tatsachen. Ob das nun gut ist oder schlecht, kann man nicht wissen.‹

Es dauerte nicht lange, da kehrte das weiße Pferd zurück und brachte eine Herde Wildpferde aus dem Bergland mit. Ein gutes Dutzend trächtiger Stuten und einige Hengste wurden Eigentum des Bauern. Die Nachbarn bewunderten seinen Scharfsinn: ›Du hattest recht! Du bist doch ein Glückspilz!‹

Der Bauer blieb gelassen: ›Ich hatte ein weißes Pferd, und das ist mir abgehauen. Es kam zurück und hat eine Herde Wildpferde mitgebracht. Ich war arm, nun bin ich reich. Das sind die Tatsachen. Ob das nun gut ist oder schlecht, kann man nicht wissen.‹

Eine Weile später stürzte der Sohn des Bauern beim Einreiten eines Pferds so unglücklich, dass er sich beide Beine brach und versehrt blieb. Die Nachbarn lamentierten: ›So ein Pech! Wie wirst du denn jetzt alleine zurechtkommen, du wirst doch auch nicht jünger? So ein Unglück!‹

Der Bauer jedoch blieb bei seiner Haltung und sprach: ›Ich hatte ein weißes Pferd, und das ist mir abgehauen. Es kam zurück und hat eine Herde Wildpferde mitgebracht. Ich war arm, nun bin ich reich. Mein Sohn ist vom Pferd gestürzt und ist versehrt. Das sind die Tatsachen. Ob das nun gut ist oder schlecht, kann man nicht wissen.‹

Die Nachbarn schüttelten nur die Köpfe und ließen seine Worte unkommentiert. Jeder dachte sich seinen Teil im Stillen. Bis ein Krieg im Land ausbrach und alle jungen Männer eingezogen wurden. Die Männer des Dorfes zogen an die Front. Alle, bis auf den Versehrten. Viele verloren ihr Leben, und ihre trauernden Eltern sprachen zum Bauern: ›Hast du ein Glück, dein Sohn ist versehrt, aber er lebt. Unsere Söhne sind gefallen. Du bist hier der Glückspilz.‹

Der Bauer hörte aufmerksam zu und sagte: ›Ich hatte ein weißes Pferd, und das ist mir abgehauen. Es kam zurück und hat eine Herde Wildpferde mitgebracht. Ich war arm, nun bin ich reich. Mein Sohn ist vom Pferd gestürzt und ist versehrt. Darum musste er nicht in den Krieg ziehen und ist am Leben. Das sind die Tatsachen. Ob das nun gut ist oder schlecht, kann man nicht wissen ... Die Zeit wird es zeigen. Niemand weiß, was die Zukunft bringt.‹«

Frau J. hörte sehr aufmerksam zu und fand, das wäre eine sehr gute Geschichte für sie. »Ich möchte mir diese Geschichte so gerne merken!«, sagte sie.

Das schaffte sie leider nicht, und als ich ein paar Tage später zu ihr kam, sprach sie mich darauf an.

»Sie haben mir neulich so eine Geschichte erzählt, die mir sehr gefallen hat. Es ging um irgendein Tier, aber ich weiß nicht mehr, was für eins.«

»Das ist eine sehr gute Gelegenheit, dass Sie die Geschichte noch einmal hören«, erklärte ich, wohl wissend, dass es für die Patientin auch eine Gelegenheit war, wieder mit jemandem in Kontakt zu sein und eine unterstützende Beziehung zu erleben. Ihr die Geschichte zu erzählen, war ein guter Vorwand. Und so erzählte ich ihr erneut die Geschichte vom weißen Pferd, woraufhin sie feststellte: »Ja doch! Das ist eine tolle Geschichte! Ich möchte sie mir so gerne merken.«

Doch sie merkte sie sich nicht. Einige Tage später hörte sie die Geschichte wieder, und ich erzählte sie ihr während ihres Krankenhausaufenthalts viele Male. Frau J. bemerkte: »Da war so eine Sentenz, die sich wiederholte und die mir sehr gefiel, aber ich kann mich nicht genau daran erinnern. Könnten sie das noch mal wiederholen?«

Sowie ich zu erzählen begann, versank sie im Zuhören, im Rhythmus ihres Atems, in einem guten Zustand gesunden Innehaltens ... Während unserer Sitzungen streute ich auch Suggestionen, dass sie sich an das erinnern kann, woran sie sich erinnern will, und das vergessen kann, was sie vergessen will. Wenn sie sich etwa sorgte, dass sie nicht mehr wusste, ob ihre Enkelin schon angerufen und sie mit ihr gesprochen hätte oder nicht, fragte ich sie: »Wie Sie Ihre Enkelin kennen: Wenn sie versprochen hat anzurufen, hat sie dann angerufen?«

»Ja, bestimmt! Ich kenne doch meine Enkelin.«

»Ist das ein angenehmer Gedanke, dass Sie heute mit Ihrer Enkelin telefoniert haben?«

»Ja, ein sehr angenehmer!«

»Wunderbar. Sie brauchen jetzt viele gute Gedanken und ein gutes Wohlbefinden, damit Sie gesund werden können. Wenn Sie Ihrem Gedächtnis nicht vertrauen, können Sie etwas anderem vertrauen.«

Ich brachte ihr also mithilfe der Benennung von Trancephänomenen[4] bei, gegen ihre Amnesie anzuhalluzinieren. Mit anderen Worten, es sich weniger zu Herzen zu nehmen, dass sie sich nicht immer erinnert. Daran, woran sie sich erinnern sollte, würde sie sich bestimmt erinnern. Die Patientin kam wieder zu Kräften und war schließlich bereit, nach Hause zurückzukehren. Am Tag ihrer Entlassung sagte sie mir:

»Ich weiß, dass Sie mir eine Geschichte erzählt haben. Ich kriege sie nicht mehr zusammen, aber ob das nun gut ist oder schlecht, kann man nicht wissen.«

Ich schmunzelte verblüfft und blieb einmal mehr voller Bewunderung zurück für die Weisheit des Unbewussten in uns.

---

4 Wenn Sie das Konzept der Trancephänomene bei Milton Erickson interessiert, lade ich Sie ein, das Thema zu vertiefen. Hilfreiche Lektürehinweise finden Sie im »Inspiratorium« am Ende dieses Buches – auch wenn ein solches Wort nicht existiert.

12 Keine Zeit, muss leben!

Trotz all ihrem Schein, der Plackerei und den zerbrochenen Träumen ist diese Welt doch wunderschön. Sei vorsichtig. Strebe danach, glücklich zu sein!

Dieser Gedanke begleitet viele Patienten, denen ich in der onkologischen Praxis begegne. Das Leben ist kurz, uns allen geht die Zeit aus. Oft kommt die Lust auf ein gutes Leben, wenn eine Krankheit uns daran erinnert, dass das Leben nicht ewig ist. Es wird schmerzhaft deutlich, wie die Zeit vergangen ist, und man will sie nicht mehr vergeuden. Ich habe das große Glück, dass mir das in meiner Arbeit täglich in Erinnerung gerufen wird. Nicht selten werden wir durch einen Schicksalsschlag gezwungen, das Hamsterrad des Alltags zu verlassen. Wir eilen von einer Aufgabe zur nächsten und erlauben uns kein unbekümmertes Nichtstun, schätzen nicht das Innehalten, hören von klein auf »Wer nicht vorangeht, geht zurück«. Als meine Tochter noch im Kindergarten war, habe ich selbst ein solches Gespräch mit ihrer Erzieherin erlebt. Ich bin sicher, dass sie die besten Absichten hatte, als sie mich zu überzeugen versuchte, meine Tochter früher einzuschulen. Sie argumentierte mit der Intelligenz des Kindes und damit, dass es im Kindergarten nichts mehr lernen und sich langweilen würde. »Das ist eine sehr wichtige Fähigkeit«, entgegnete ich ernst. »Es ist nichts Schlechtes an Langeweile. Soll sie es lernen, es wird ihr als Erwachsene nützlich sein.« Und ich bin überzeugt, dass meine Tochter in jenem Jahr noch zahlreiche andere Dinge gelernt hat.[5]

5 Als Teenager habe ich *Alles, was du wirklich wissen musst, hast du schon als Kind gelernt* von Robert Fulghum gelesen, und seine Gedanken zeigen offenbar noch immer Wirkung.

Auch lange Krankenhausaufenthalte sind oft von Langeweile geprägt. Die Patienten gehen unterschiedlich damit um. Meist sind sie ungeduldig, aber es gibt auch Ausnahmen.

So etwa im Fall einer Frau, die viele Wochen auf der Station verbrachte. Der behandelnde Arzt sorgte sich, dass sie die Nachricht über weitere Komplikationen und einen noch längeren Krankenhausaufenthalt schlecht aufnehmen würde, daher bat er mich, bei ihr vorbeizuschauen. Ich traf eine schlanke, blass lächelnde Frau an, und als ich mich vorstellte, sagte sie mir:

»Ich weiß, dass der Doktor sich Sorgen macht, und ich danke Ihnen, dass Sie hergekommen sind. Aber ich muss Ihnen etwas gestehen. Sie verraten mich doch nicht, oder? Wissen Sie, es geht mir hier nämlich wirklich gut. Ich habe keine Schmerzen, der Doktor sagt, es wird alles gut, es braucht nur Zeit, und ich glaube ihm. Ich erhole mich hier. Nie zuvor hat mir jemand das Essen gebracht oder mein Bett für mich gemacht. Ich fühle mich wie eine Königin. Ich habe früh geheiratet, dann kamen die Kinder, die Arbeit, der Haushalt. Haben Sie Kinder? Wissen Sie, wie das ist? Keine Ruhe. Jetzt bin ich Oma, und alle heuern mich gerne zur Unterstützung an. Sie haben sich daran gewöhnt, und ich mich auch. Erst jetzt merke ich, dass es auch anders geht. Die müssen jetzt alle ohne mich klarkommen und tun es auch. Und ich habe frei. Ich bin über sechzig, und ich hatte noch nie Ferien. Ich hab's gar nicht eilig, entlassen zu werden. Das verraten Sie doch niemandem, oder? Es gehört sich ja nicht, im Krankenhaus bleiben zu wollen. Aber ja nicht für immer, nur noch ein Weilchen.«

Sie hatte das alles erzählt, ohne Luft zu holen, und es machte mich traurig. Wie sehr muss man sich im Alltag verrannt haben, dass man sich über einen Aufenthalt in der Onkologie freut? Ich schlug der Patientin vor, dass sie diesen Krankenhausaufenthalt nicht nur zur Erholung nutzen könnte, sondern auch dafür, einen Vertrag mit sich selbst zu erarbeiten, sodass sie nicht noch einmal hierher in Ferien kommen müsste. Die Idee gefiel ihr, und wir begannen eine Therapie.

Ich hielt mein Versprechen und behielt das Geheimnis der Patientin so lange für mich, wie man auf ihre Person hätte schließen können. Später erzählte ich ihre Geschichte als Metapher vielfach Patienten, die eine andere Sichtweise hatten. So auch Herrn R., der ähnlich lange auf der Station feststeckte und sich ungewöhnlich stark darüber ärgerte.

Der Patient hatte von sich aus um ein Gespräch mit einem Psychologen gebeten, denn er spürte, wie Stress und Frust in ihm anstiegen. Er rechnete mit einem langen Aufenthalt, da er wusste, dass eine Rekonstruktion am Gaumen kein kleiner Eingriff war, doch er verstand darunter drei oder vier Wochen, nicht noch einen weiteren Monat im Krankenhaus.

»Wie lange dauert das denn noch?«, fragte er ungeduldig. »Ich bin Bauleiter, und ich habe nur für einen bestimmten Zeitraum an meine Vertretung abgegeben. Ein so großes Projekt kann ich nicht aus der Ferne leiten. Alle regen sich auf, die Arbeit steht still. Ich muss zurück! Wie lange muss ich hier noch hocken, wissen Sie das?«

»So lange, wie es braucht, bis die Stelle verheilt ist, an der die Transplantation abgestoßen wurde, und dann folgt der nächste Eingriff. Das lässt sich nicht beschleunigen. Aber wir wissen, was die Heilung verlangsamt. Stress gehört auf jeden Fall dazu.«

»Sie haben leicht reden! Wie soll ich mich denn nicht stressen, wenn ich dort sein sollte und hier sein muss? Haben Sie eine Ahnung, was das für eine Verantwortung ist? Um welche Summen es da geht? Wenn wir das nicht schaffen, wird das eine Katastrophe!«

»Sie haben sicherlich recht. Ich kenne mich im Bauwesen nicht aus, auch nicht mit Geschäften. Ich kenne mich aber ein wenig mit Heilung aus. Wenn wir *das* nicht schaffen, wird das eine Katastrophe.«

Eine Änderung des Gesprächsverlaufs kündigt sich oft durch Stille an. Diese hielt lange an. Dann drehte sich der Patient zum Fenster, er wollte mir seine Tränen nicht zeigen. Als er sie weggewischt hatte, fragte er: »Was soll ich tun?«

»Vielleicht das, was nötig ist? Wie immer. Erst gesund werden, dann zur Arbeit zurückkehren.«

»Ich habe wohl keine Wahl.«

Der Mann war sehr handfest. Seine Art, sich auf konkrete Aufgaben zu konzentrieren, half ihm auch in diesem Fall. Seine Aufgabe bestand darin, sein Tempo soweit zu drosseln, dass es die Heilung beschleunigen konnte.

Das übten wir gemeinsam. In zyklischen Sitzungen leistete ich ihm Gesellschaft, damit er es im Krankenhaus aushielt. Er wurde ruhiger und fand eine Beschäftigung für seine Gedanken, sodass er effektiver warten konnte. Er hatte weiterhin gute und schlechte Tage, es erwarteten ihn mehrere Etappen der Behandlung. Am schwierigsten waren für ihn die Zeiträume zwischen den Eingriffen. Immer wieder fragte er den behandelnden Arzt, ob er denn endlich die operierte Stelle mit einem neuen Transplantat bedecken könnte. Der Arzt hieß ihn warten. Da folgte für Herrn R. eine erneute Krise, das Warten wurde zu lang.

»Das muss doch schneller gehen! Warum muss man schon wieder warten?«

Er war erschöpft, kein Argument drang zu ihm durch.

»Würden Sie mir ein Haus bauen, wenn ich sie darum bitten würde?«, fragte ich ihn. »Ein Haus am Waldrand wäre schön. Am besten noch in diesem Jahr.«

»In diesem Jahr bestimmt nicht.«

»Jetzt übertreiben Sie mal nicht, Sie sind doch Profi. Ich möchte in drei Monaten einziehen. Muss nur noch das Grundstück finden.«

»So ein Blödsinn«, regte Herr R. sich auf. »Wenn Ihnen das jemand zusagt, ist er ein Stümper. Allein die Fundamente brauchen Zeit. Wenn man die Mauern zu früh hochzieht, werden sie nicht halten. Das müssen Sie wissen.«

»Ich habe keine Ahnung vom Bauwesen, aber ich kann ja nicht ewig warten. Ich will ein solides Haus in kurzer Zeit. Sie sind Profi, Ihnen fällt sicher etwas ein.«

»Entweder schnell oder solide. Denken Sie mal vernünftig nach.«

»In Ordnung, ich denke drüber nach«, schloss ich und verließ sein Zimmer.

Am nächsten Tag erwartete mich Herr R. seit dem Morgen. Er hatte auch intensiv nachgedacht. Anstelle einer Begrüßung hörte ich: »In Ordnung, ich hab's verstanden. Hier arbeiten keine Stümper.«

Von da an wartete er geduldig. Es vergingen weitere Wochen auf der Station, und schließlich wurde er entlassen. Als wir uns verabschiedeten, fragte ich, wann er zur Arbeit zurückkehren würde. Er antwortete, er hätte es damit nicht eilig.

Meine Erfahrungen in der Onkologie haben mir gezeigt: Damit es schnell gehen kann, muss man langsam machen.

Aktive Menschen aus dem Erledigungsmodus heraus zu kriegen ist schwierig. Viele von ihnen halten nichts vom Innehalten. Wie oft ich zu hören kriege »Ich weiß schon, dass Stress ungesund ist, aber …«, und es folgt eine lange Litanei von Verpflichtungen, Notwendigkeiten, Projekten, Aufgaben. Man sagt, alles, was vor dem »aber« im Satz kommt, sei wertlos. Da ist wohl was dran. Wenn jemand sagt »Ich weiß, aber«, nimmt er sein Wissen nicht ernst. In der Regel wissen die Menschen, was sie brauchen, um gesund leben zu können. Dass allein ist jedoch zu wenig.

Ähnlich ist es mit dem reinen Wissen über Techniken zum Stressabbau. Ich zeige sie meinen Patienten, erkläre, dass sie unverschämt einfach und unglaublich wirksam sind, aber einen Fehler haben: Sie wirken nicht, wenn man sie nicht anwendet.

Keine Zeit, muss leben! Am besten im Gleichgewicht zwischen Aktivität und Innehalten, zwischen Streben und Loslassen – jeder in seinem eigenen für sich stimmigen Tempo.

13 Geschichten sind gut für die Gesundheit

Du bist ein Kind des Universums, nicht weniger als die Bäume und die Sterne; du hast ein Recht, hier zu sein. Und ob es dir nun bewusst ist oder nicht: Zweifellos entfaltet sich das Universum wie vorgesehen.

Manchmal erzähle ich Geschichten. Der Protagonist dieser Geschichte ist Herr M., der an Mundbodenkrebs litt und einige lange und schwierige Wochen auf der Station verbrachte. Die erste lange und komplizierte Operation war nicht erfolgreich gewesen. Er musste erneut operiert werden, und er erwartete angespannt die Effekte. Nach drei Wochen im Krankenhaus verlor er den Appetit, schlief schlecht, seine Stimmung sank. Er hatte Angst, dass die Behandlung erfolglos bleiben würde, und er hatte Angst vor seiner Angst. Herr M. war ein starker, eigenständiger und tatkräftiger Mann. Es war ihm unerträglich, so machtlos zu sein. In seinen eigenen Augen war er ein Feigling. Er war sich nicht sicher, ob er einen Therapeuten brauchte, aber immer wenn ich zu ihm ins Zimmer kam, sprach er mit mir. Ich wunderte mich laut darüber, dass viele Menschen emotionales Leiden als Schwäche ansehen. Wenn jemand eine Lungenentzündung hat, heißt das nicht, dass er schwach ist, sondern dass er Antibiotika benötigt. Wenn jemand Karies hat, heißt das nicht, dass er schwach ist, sondern dass er eine zahnärztliche Behandlung benötigt. Wenn jemand schlecht schläft, Gedanken hat, die ihm das Leben schwer machen, traurig ist, Schmerzen hat, ängstlich oder wütend ist, sodass er sich nicht glücklich fühlt, dann ist es die

Psychotherapie, die helfen kann, dass es einem besser geht. Herr M. war so offen, dass er immer mehr mit mir sprach. Je nachdem, was sein Zustand zuließ, sprach er oder schrieb. In diesen Gesprächen lernte ich den Teil seiner Vergangenheit kennen, den er zu teilen bereit war. Er erzählte mir von Ferien auf dem Land, davon, wie er auf Bäume zu klettern pflegte, von seinem letzten langen Krankenhausaufenthalt nach einem komplizierten Beinbruch, von seinem Leben vor der Krebsdiagnose und davon, wie sehr er seine Arbeit im Baugewerbe mochte. Laut Milton Erickson kennt ein Mensch jede Erfahrung, die er im Leben gemacht hat, auch wenn er sich nicht daran erinnert. Sie ist im Unbewussten verborgen, und der Mensch weiß nicht, dass er die Lösung kennt. Darum sagte ich bei einem der Gespräche mit Herrn M.:

»Manchmal erzähle ich Geschichten. Wenn ich Ihnen eine Geschichte erzählen sollte, wäre es die von einem Jungen, der keine Angst kannte und dessen Neugier ihn die höchsten Bäume erklimmen ließ. Als er älter wurde, vergaß er seine Fähigkeiten, aber er fing an, auf dem Bau zu arbeiten, und manchmal kletterte er auf die Dächer hoher Gebäude. Dann fiel ihm alles wieder ein, und er wusste, dass er mutig war. Selbst nach einem Sturz mit Beinbruch glaubte er weiter an seinen Mut. Und während er im Bett lag und darauf wartete, dass sein Körper wieder gesund wurde, hielt er guten Kontakt zu seinem Mut. Das erleichterte ihm das Warten. Manchmal war er traurig und mutig, manchmal zornig und mutig, manchmal ungeduldig und mutig, manchmal besorgt und mutig ...«

Der Patient war in die Geschichte eingetaucht und konzentrierte sich auf ihrem Verlauf. Er sank tief in eine heilsame Trance, in der er sich wohlfühlte. Er atmete ruhig, erholte sich. Ich spann die Geschichte vom mutigen Jungen weiter, und der Mann hörte zu. Zunehmend entspannt, verstand er (bewusst oder unbewusst), dass er weiß, wie gut er mit dem Warten zurechtkommt. Er erinnerte sich ebenfalls daran, dass eine Krise nur für eine gewisse Zeit anhält und er dann auch das Recht hat, sich schlechter zu fühlen – ratlos, ängstlich, schwach. Schließlich geht es um seine Gesundheit und sein Leben. Das ändert jedoch nichts daran, dass er ein starker, unabhängiger und tatkräftiger Mensch ist und immer war. So konnte er ruhiger auf die Effekte der Behandlungen warten. Wir sprachen einige Male, und ich konnte sehen, wie er seinen Appetit wiedererlangte, er schlief besser, seine Stimmung besserte sich. Wie der Junge, der in den Baumkronen kletterte, wurde er neugierig darauf, was als Nächstes kommen und wie er seine Gesundheit zurückgewinnen würde. Diese Reaktion war viel hilfreicher als die Angst. Im Verlauf unserer Gespräche hörte er noch einige weitere Geschichten, aus denen er das mitnahm, was er brauchte, und er verließ das Krankenhaus in einem guten Zustand und bereit für die weitere Behandlung.

Manchmal erzähle ich Geschichten. Dies ist keine Geschichte davon, wie einfach sich in der Psychotherapie Veränderungen herbeiführen lassen. Genesung ist ein komplexer und vielschichtiger Prozess, und die Therapie fußt auf Vertrauen, auf Beziehung, auf der Bereitschaft des Patienten, an der Veränderung mitzuwirken … Ich habe hier nur eines der Elemente vorgestellt: Wenn jemand in der Therapie Zufriedenheit, Entspannung und Entscheidungsfreiheit über das eigene Leben erfährt, wird all das auch in anderen Lebensbereichen möglich sein. Geschichten, Metaphern und Anekdoten helfen dabei. Ein gutes

Märchen braucht gute Zeit, einen guten Ort, Reflexion und Emotionen. Die Welt rast von ganz allein, lässt keinen Raum für ein gesundes, ausgewogenes Leben, darum erzähle ich manchmal Geschichten.[6]

6 Diese Geschichte habe ich auf Einladung der Zeitschrift *Antidotum* (75) niedergeschrieben.

Hinter den sieben Bergen ...

Die Therapeutinnen, von denen ich lernte, therapeutische Erzählungen zu spinnen, pflegten zu sagen: »Die kennst du? Dann hör zu!«. Ich kehre gerne zu alten Geschichten zurück und bin neugierig, wie ich sie diesmal wahrnehmen werde, was meine Aufmerksamkeit wecken, was mich bewegen und was mich innehalten lassen wird. Aus diesem Grund habe ich hier auch Geschichten angeführt, die ich schon mal irgendwo erzählt habe. Entsprechende Angaben finden sich in den Fußnoten und zusammen mit weiteren für dieses Buch wichtigen Texten im »Inspiratorium« (ein Wort, das nicht existiert, doch vielleicht wird es von jetzt an, wie die Drachen, auf viele verschiedene Arten nicht existieren ...). Ich wiederhole mich in diesen Geschichten ein ums andere Mal, wie eine Alte, die jedes Jahr zu Weihnachten alle Mitglieder der Gemeinschaft um sich schart, auf dass sie hören mögen, was war, was ist und dass man nie weiß, was kommen wird.

Höchstwahrscheinlich allerdings eine weitere Geschichte.

Ich bin ein glücklicher Mensch. Und ich pflege diesen Zustand unter anderem durch Dankbarkeit. Ich bin dankbar für das, was ich erlebt habe, und ich bin den Menschen dankbar, die mich auf meinen Reisen begleitet haben.

Ich danke meinen Lehrern. Allen! Insbesondere dem ersten – und Ersten – unter ihnen, Krzysztof Klajs, für das Vertrauen, dass er mir schenkt und das er mich lehrt. Kasia Szymańska und Viola Ambroziak-Krzysztofowicz für ihre warme Unterstützung in den schwierigen Momenten meiner Entwicklung und Bernhard Trenkle für den Wind unter meinen Flügeln.

Ich danke meinen Kollegen auf der Station, die mich als Psychologin in ihr Chirurgenteam aufgenommen haben. Das erforderte Offenheit fürs Unbekannte und gegenseitiges Vertrauen. Wir haben es gemeinsam aufgebaut, und wir haben gute Arbeit geleistet, Leute!

Meinen Kindern danke ich dafür, dass sie sind, wie sie sind. Durch Euch erhält alles Sinn! Ich liebe Euch über alles.

Ich danke meinen Patienten, die mich in ihr Leben eingeladen haben. Jede dieser therapeutischen Reisen ist mir eine Ehre. Damit diese Reisen in Sicherheit stattfinden können, müssen einige Bedingungen erfüllt sein. Die erste ist Vertraulichkeit. Zwar erwähne ich manchmal, dass etwas im Buch auftauchen wird, aber natürlich steht die Anonymität der Protagonisten an oberster Stelle. Daher habe ich die Namen und auch einige biografische Details geändert.

Ich danke meinem Glücksdrachen. Er ist der Beweis dafür, dass es zwar keine Drachen gibt, dass es sie aber auf viele verschiedene Arten nicht gibt. Jede deiner Arten, nicht zu existieren, ist hilfreich für mich.

Ich danke allen mir wohlgesonnenen Menschen, die mich nah und fern umgeben. Ich kann Euch unmöglich alle hier benennen. Ihr wisst, dass ich weiß, wie wichtig Ihr seid! Danke!

Inspiratorium (ein Wort, das es nicht gibt)

In der Psychotherapie ist die Sprache Instrument für Veränderung. Diese Form des Heilens setzt zur Behandlung das Gespräch ein. Jedes einzelne Wort hat Bedeutung. Nicht nur, um die eigenen Gefühle und Gedanken auszudrücken: Worte wecken Emotionen. Oft erinnern sich Patienten an Worte, die sie verletzt haben, und brauchen Worte, die für sie heilsam sind. Nach diesen Worten suchen wir gemeinsam. Dasselbe Wort kann für jeden Hörer eine andere Bedeutung haben. »Mutter«, »Zuhause«, »Spinne« ... haben zwar ihre Definition laut Wörterbuch, doch werden sie sehr unterschiedlich wahrgenommen. Und diese Wahrnehmung ist wesentlich.

»Inspiratorium« hat keine Definition, weil das Wort nicht existiert.[7] Aber es hat eine Rezeption. Intuitiv wissen Sie, werter Leser, doch, was es bedeutet. Kann also etwas, dass Assoziationen, Inspiration oder Emotionen hervorruft, nicht existieren? Vermutlich nicht. In der Trancelogik ist alles möglich, und ich hoffe, dass Sie sie beim Lesen ein wenig kennenlernen konnten.

---

7 Es ist überaus angenehm, sich in kindlicher Neugier zu üben. Für mich sind Kinder eine nie versiegende Quelle der Inspiration. Als mein älterer Sohn im Kindergarten beim Ausmalen eines Bildes von seiner Erzieherin zu hören bekam, es gebe keine blauen Schafe, entgegnete er verblüfft: »Wie, gibt es nicht? Dieses hier ist doch blau!« Mit sachlichen Beweismitteln ist schwer diskutieren.

Aus meinem Inspiratorium für dieses Buch:

Baum, L. F. (2011): Der Zauberer von Oz. München (Knesebeck).

Ehrmann, M.: Desiderata. Verfügbar unter: https://www.gutenberg-shop.de/Ehrmann-Desiderata.-Pressendruck/ [30.01.2025].

Erickson, M. H. u. E. L. Rossi (2022): Hypnotherapie. Aufbau – Beispiele – Forschungen. Stuttgart (Klett-Cotta).

Fulghum, R. (1998): Alles, was du wirklich wissen musst, hast du schon als Kind gelernt. München (Goldmann).

Grimm, J. u. W. Grimm (2018): Kinder- und Hausmärchen. Ditzingen (Reclam).

Haley, J. (2006): Die Psychotherapie Milton H. Ericksons. Stuttgart (Klett-Cotta).

Jung, C. G. (2023): Die Archetypen und das kollektive Unbewusste. Ostfildern (Patmos).

King, S. (2020): Der Nebel. München (Heyne).

Klajs, K. (2020): Klienten kennenlernen – Diagnosen dynamisch utilisieren. Heidelberg (Carl-Auer).

Le Guin, U. (2005): Der Magier der Erdsee. München/Zürich (Piper).

Lem, S. (1992): Kyberiade. Fabeln zum kybernetischen Zeitalter. Frankfurt/M. (Insel).

Nowak-Kulpa, M. (2022): Zastosowanie psychoterapii ericksonowskiej w leczeniu bolesnych aspektów życia. *Psychologia w praktyce* 11 (22). [Der Einsatz von Hypnotherapie nach Milton Erickson bei der Behandlung von schmerzhaften Aspekten des Lebens. *Praxis der Psychotherapie* 11 (22).]

Rosen, S. (Hrsg.) (1990): Die Lehrgeschichten von Milton Erickson. Hamburg (iskopress).

Überraschungsdessert

Geschichtenerzählen ist Teil meiner Arbeit als Psychotherapeutin. In der Hypnotherapie nach Milton H. Erickson kommen Metaphern und therapeutische Geschichten als Werkzeuge zum Einsatz. Wer sich erinnert, wie es sich anfühlt, wenn wir uns in eine Geschichte vertiefen (sei es ein Buch, ein Film oder die Märchen, die wir als Kinder gehört haben), weiß, wie viel wir daraus ziehen können. Die Zeit verändert ihren Fluss, wir konzentrieren uns auf das, was in diesem Augenblick unsere Aufmerksamkeit erfasst – auf Bilder, Geräusche und auf unser eigenes Erleben. In diesen Momenten sind wir uns selbst nah, in einem guten Gefühl des Innehaltens, das Körper und Emotionen in Einklang bringt. Ein sehr therapeutischer Zustand. Solche Zustände der stark fokussierten Aufmerksamkeit nennen wir Trance, und eine von einer guten Geschichte hervorgerufene Trance kann heilsam sein.

Ich hätte nicht gedacht, dass meine Geschichten einmal Teil des weiten Internets sein würden, doch in der Zeit, als Menschen, die eine Geschichte brauchten, nicht zu mir kommen und sie sich abholen konnten, erwies sich das Internet als sehr nützlich. So entstand 2020, im Jahr der Pandemie, ein Ort auf YouTube, an dem ich vielfältige Geschichten einstelle (»Właśnie tak. Opowieści terapeutyczne« [»Genau so. Therapeutische Geschichten«]). Eine von ihnen setze ich hier als Komma. Ich setze keinen Punkt, denn es wird eine Fortsetzung folgen. Und wie es sich für eine Geschichte zum Abschluss gehört, heißt diese »Aufmachen«.

Aufmachen

Sie erwachte unter einem ausladenden Baum. Die junge Frau öffnete die Augen und blickte sich um. Sie konnte sich nicht erinnern, wie sie hierhergekommen war, wer sie war oder wie sie hieß. Es war ein sonniger Tag, um sie herum war frisches Grün, und ein süßer Duft lag in der Luft ... Sie stand auf und machte sich auf den Weg. Die ersten Schritte setzte sie behutsam ins saftige Gras, mit der Zeit wurden ihre Schritte sicherer. Sie schritt über eine weite Wiese, an deren Rand sich ein Wald erhob. Zwischen den Bäumen war es kühler und dunkler, angenehm erfrischend. Sie ging immer tiefer in den Wald, geführt von ihrer immer größer werdenden Neugier auf das, was sie umgab ... Im Dickicht entdeckte sie einen Pfad, der führte sie zu einer Allee und die zu einem Schloss.

Das Schloss war aus grauen Ziegeln erbaut, hoch und mit Türmen zu allen vier Himmelsrichtungen. Es hatte schöne Fenster, etwas überraschend, angesichts der dicken Mauern, und das Tor war aus massivem Holz und reich beschlagen. Die junge Frau klopfte ans Tor. Es antwortete Stille, das ließ sie glauben, dass niemand im Schloss war. Sie legte ihre Hand auf das kalte Metall der Klinke und drückte sie leicht herunter. Das Tor öffnete sich knarzend, und sie trat ein. Im Schloss sah es aus wie ... in einem Schloss. Sie schritt den langen Korridor entlang und blickte sich aufmerksam um. Einst hatte jemand hier Gegenstände aufgestellt, die dem Ort nun seine Atmosphäre verliehen. Sie atmete den Geruch der Wandteppiche, betrachtete die Gemälde, fühlte die Beschaffenheit der Möbel. Es war sehr still hier. Sie hörte nur ihre eigenen Schritte, die, einem Echo gleich, von den hohen Wänden zurückgeworfen wurden. Am Ende des Korridors war eine kleine Tür, durch die sie hindurchging.

Auf der anderen Seite fand sie sich in einem runden Saal wieder. Der Boden war mit marmornem Mosaik bedeckt, das Deckengewölbe mit wunderschönen Fresken geschmückt. In den Wänden rundum befanden sich verschiedene Türen. Sie zählte ihrer zwölf, mit der, durch die sie hereingekommen war. Über den kühlen Boden trat sie in die Mitte des Saals und erblickte von hier aus die Aufschrift über der Eingangstür: »Öffnen und der Reihe nach erleben ermöglicht Vollständigkeit. Denn alles hat seine Zeit.«

Sie zögerte nur einen Augenblick, dann trat sie zur ersten Tür. Sie war aus massivem Holz geschnitzt, ein Stück aus einem riesigen Baum, glatt, schlicht, hell mit deutlicher Maserung. Die Tür hatte keine Klinke, ein kleiner Riegel verschloss sie. Sie schob ihn zurück, die Tür glitt geräuschlos auf, und sie trat in ein Gemach, in dem sie eine selige Ruhe umfing. Eine Ruhe, die ihren Atem mäßigte, alle Muskeln entspannte und ihren ganzen Körper rhythmisch umspülte, von Kopf bis Fuß. Da erinnerte sie sich wieder an ihren Namen. Erfüllt von dieser Ruhe trat sie in den runden Saal zurück und an die nächste Tür heran.

Diese Tür war eisern, massiv, schwer. Als sie jedoch die kalte Klinke herabdrückte, öffnete sich die Tür mit Leichtigkeit und ließ sie hineintreten. Sofort spürte sie eine durchdringende Kälte, die sie bis ins Mark durchfuhr, und für einen Moment spürte sie nichts mehr. Da erinnerte sie sich wieder daran, dass Kälte Schmerzen betäuben kann, aber auch daran, wie man sich einhüllen kann, um sich warm zu halten. Diese Erinnerung ließ sie lächeln, und sie kehrte in den runden Saal zurück und trat an die nächste Tür heran.

Diese Tür war mit farbenfrohen weichen Tüchern bedeckt. Der Knauf aus Porzellan ließ sich geräuschlos drehen, doch als sie eintrat, umgaben sie Melodien und Klänge, sie sie mit Leichtigkeit zum Tanz bewegten und ihre Kehle öffneten, dass sie ihre Lieder singen möge. Von der Musik beflügelt kehrte sie in den runden Saal zurück und trat an die nächste Tür.

Diesmal stand sie vor einem Felsen, der sich auftat, als sie ihn berührte, und sie hereinließ. Durch den Fels hindurch trat sie ins Licht. Das Leuchten erfüllte sie ganz, und sie erblickte die Dinge, wie sie waren.

So erkannte sie dann vor dem nächsten Eingang nicht nur eng geflochtene Zweige, sondern darin auch den klaren Umriss einer Tür. Dahinter fand sie sich auf einer offenen Fläche wieder und atmete die klare Luft, blickte gen Horizont, und mit jedem Windstoß spürte sie die Freiheit und Erregung des Vor-sich-hin-Wanderns. Sie erinnerte sich an vergangene Reisen und freute sich auf zukünftige.

Vergnügt kehrte sie zurück und trat an eine Tür aus eng gefügten, ungehobelten Brettern, die nach muffigem Keller rochen. Die alte, abgenutzte Klinke war unangenehm anzufassen, und sie öffnete die Tür schnell und rannte fast hinein. Sie stolperte ins Dunkel, und eine dichte Stille umfing sie klebrig. In dieser Dunkelheit erfuhr sie die Kraft, Geheimnisse geheim zu halten und sie im Dunkel zu verbergen. Das war eine starke und wichtige Erfahrung, und doch war sie erleichtert, als sie wieder in den hellen Saal trat.

Hinter der nächsten Tür – einer leichten, zweiflügeligen, einladenden – verbreitete sich ein köstlicher Duft, und sie spürte, wie sie die Energie erfüllte, die gutes Essen uns schenkt.

Die nächste Tür war aus Glas und schimmerte in allen Farben des Regenbogens. Dahinter hörte sie Gelächter, und die Sorglosigkeit, die sie erfüllte, erhellte ihren Verstand und wärmte ihr Herz. Sie fühlte sich beflügelt und voller Freude.

Mit dieser Energie trat sie an den nächsten Eingang. Es war ein schwerer amarantfarbener Vorhang. Sie trat durch seine vielen Falten und gelangte an einen Ort, den Wärme durchströmte. Und während die Wärme in ihr Inneres sickerte, wuchs in ihr ... Atemzug um Atemzug ... ein Gefühl von immer größerer Sicherheit. Bis sie diesen sicheren Ort spürte, den sie als gute alte sichere Zuflucht kannte.

Wieder im Saal trat sie an den nächsten Eingang und bemerkte erst, als sie davorstand, dass hier keine Tür vorhanden war. Hier gab es nichts zu öffnen. Stattdessen musste man sich selbst öffnen, um eintreten zu können, weiter und mehr ... Das tat sie also und spürte mit jedem weiteren Schritt immer deutlicher, wie Liebe sie erfüllte, und mit der Liebe auch Sinn und Lust am Leben. In diesem Raum blieb sie, so lange sie konnte, und erlaubte sich, vollkommen in diese erquickende Erfahrung einzutauchen ...

Zurück im Saal trat sie an die letzte Tür. Sie war reich geschmückt mit Gold und kostbaren Steinen. An der Klinke aus Perlmutt hing der Schlüssel für das goldene Vorhängeschloss. Als sie den Schlüssel im Schloss drehte, hörte sie ein unangenehmes Knirschen. Dann ging die Tür mit einem lauten Knall auf, und als sie über die Schwelle trat, wurde sie von einem Schauer spitzer Splitter getroffen. Sie erschrak und zog sich rasch zurück. Doch einer der Splitter hatte sie erwischt und war tief in ihr Inneres eingedrungen. In dem Moment, als der Splitter Verzweiflung ihr Herz erreichte, fiel die Tür mit einem erneuten Knall ins Schloss. Die junge Frau kauerte sich zusammen, und all die Türen begannen, in ihrem Kopf umher zu wirbeln. Sie spürte einen Schmerz, der tief in sie eindrang, und da erinnerte sie sich wieder an alles. Alles, was sie wollte, und alles, was sie lieber vergessen wollte. Die Verzweiflung wurde immer größer und drohte ihre Brust zu sprengen. Sie wollte alles wieder vergessen und unter dem Baum des Vergessens einschlafen ... Da spürte sie Tränen über ihre Wangen laufen und erinnerte sich, dass Tränen manchmal wie Brenngläser wirken und uns das genauer erkennen lassen, was wir sehen sollen. Sie las erneut den Schriftzug über dem Eingang: »Alles hat seine Zeit.« Sie spürte Dankbarkeit dafür in sich aufsteigen, dass sie die Türen nacheinander geöffnet hatte. Schritt für Schritt erlebte sie den Weg noch einmal ...

Sie beschwor das Gefühl der Ruhe wieder herauf und sprach ihren Namen aus. Das spendete ihr Trost. Das verzweifelte Glühen in der Brust kühlte sie mit einem kalten Umschlag und setzte an, ihr Lied zu singen. Sie lauschte den hellen Worten ihrer Stimme, nannte alles bei seinem Namen und erlaubte sich, ihre innere Reise zur Veränderung anzutreten. Als die Dunkelheit über sie kam, ließ sie all das darin zurück, was sie nicht mehr sehen wollte, und fand die Kraft, langsam und mit einem Lächeln die Hoffnung und Freude wiederkehren zu lassen. Sie rief sich ihren sicheren Ort in Erinnerung und hüllte sich in Wärme, die tiefer und tiefer in sie einsickerte, die Verzweiflung schmelzen ließ und Platz für die Liebe schuf. Sie spürte wieder die Dankbarkeit für alles und nahm alles an, und sie erlaubte sich, ganz nah bei sich zu sein, so wie sie ist.

Der Splitter Verzweiflung wurde immer kleiner, umgeben von Wärme und Kühle, Licht und Dunkelheit, Melodien und Stille ... Ruhe, Liebe, Raum ... Jedes dieser Elemente fand seinen Platz, und jedes stärkte die junge Frau auf seine eigene Weise. Sie atmete erleichtert auf, und noch ein Mal, und noch ein Mal ... Bis sie spürte, dass sie das Schloss verlassen und weiterziehen konnte. Sie verließ den Saal und erreichte über den Korridor das Tor des Schlosses. Sie ging ruhig, im Rhythmus ihres Atems und der Melodie, die sie führte. Sie kannte ihren Namen und wusste, wer sie ist. Sie hatte eine gute Verbindung zu sich und zu dem, was wichtig ist. So trat sie auf die Allee und ging, wohin sie wollte.

Über die Autorin

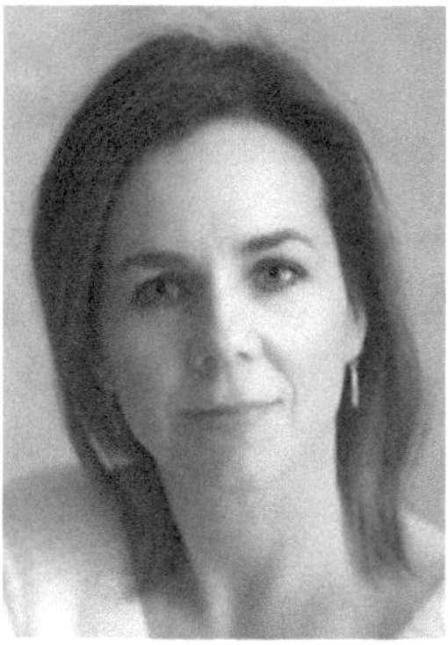

Marta Nowak-Kulpa; Dipl.-Psych.; Psychologin und Psychotherapeutin; seit 2007 in eigener Praxis; seit 2012 therapeutische Unterstützung von Patient:innen der Klinik für onkologische Chirurgie und Rekonstruktion in Gliwice; gibt Workshops zur Therapie nach Milton Erickson in Polen und auf internationaler Ebene.

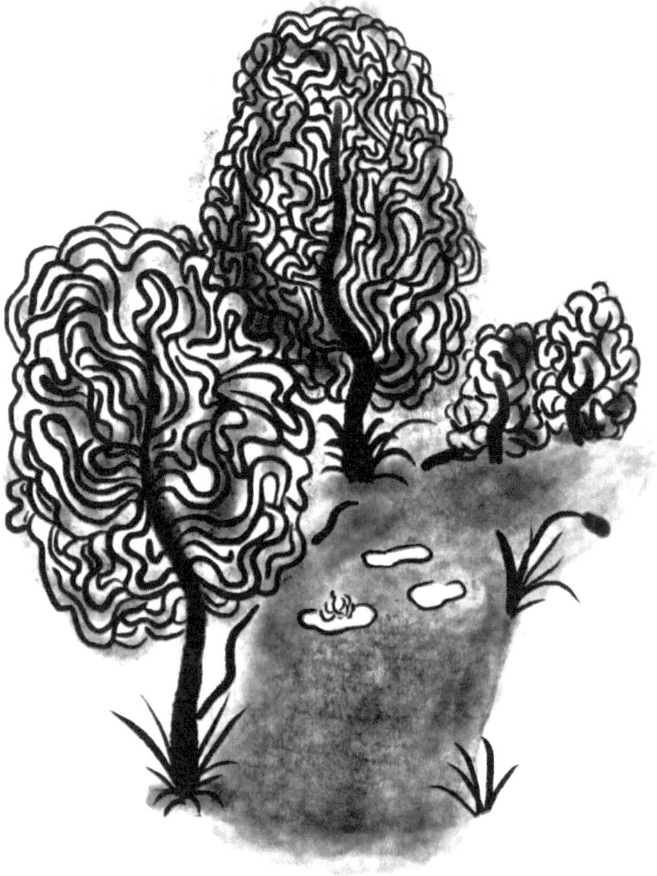

Elvira V. Lang | Eleanor D. Laser

Sedieren ohne Medikamente

Schnelle Hypnosetechniken für Klinik und Praxis

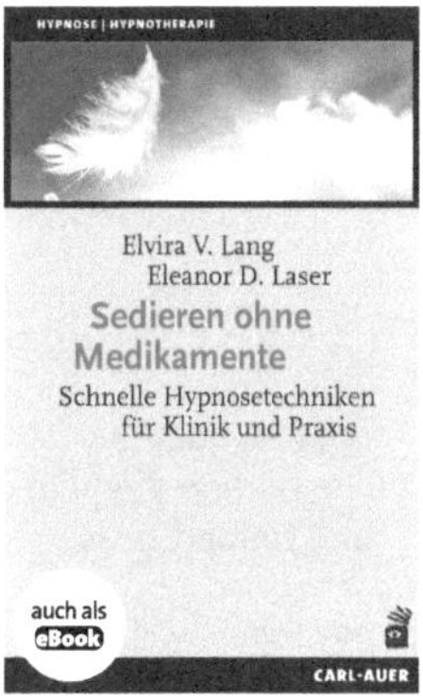

203 Seiten, Kt, 2022
ISBN 978-3-8497-0392-9

„Der neue Standard für die Kommunikation mit Patienten während, vor und nach medizinischen Eingriffen. Wissenschaftlich fundiert und direkt anwendbar. Sehr empfehlenswert!“ Ph. D. Jörgen Bruhn

„‚Sedieren ohne Medikamente‘ ist eine wundervolle Arbeit, die den Mediziner mit genauen Informationen versorgt, damit er den Patienten dabei helfen kann, sich während medizinischer Behandlungen wohl zu fühlen. Jeder Dienstleister im Gesundheitswesen, der dazu beitragen möchte, es seinen Patienten angenehmer zu machen, wird das Lesen dieses Buches genießen.“
Ph. D. Mark P. Jensen

„Dr. Langs Team hat gezeigt, dass Methoden der Hypnose Operationen beschleunigen und vereinfachen und hat außerdem die Menge an Zeit und Geld, die dadurch eingespart wird, berechnet. Unsere nationale Debatte geht ständig um das Thema, wie man Kosten verringern und gleichzeitig das Wohlbefinden und die Zufriedenheit der Patienten verstärken kann. Das Buch ›Sedieren ohne Medikamente‹ wird ein Lichtstrahl für alle sein, die sich mit diesen exakten Verfahren beschäftigen.“ MD Dabney M. Ewin

Carl-Auer Verlag • www.carl-auer.de

Michael E. Harrer | Hansjörg Ebell

Hypnose und Achtsamkeit in der Psychoonkologie

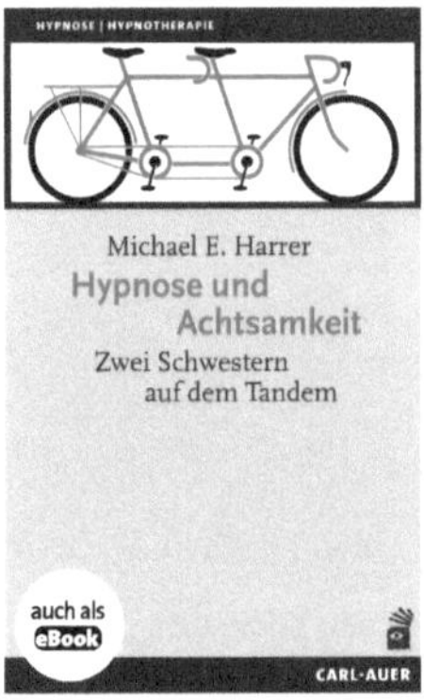

Mit Geleitworten
von Herbert Kappauf
und Norbert Loth

395 Seiten, 15 Abb., Kt, 2021
ISBN 978-3-8497-0394-3

„Ich möchte dieses Fachbuch allen ans Herz legen, die mit kranken Menschen arbeiten. Man erhält fundierte Antworten auf die wichtige Frage: Wie kann ich als Behandler:in menschlich und professionell präsent sein und therapeutisch wirksam kommunizieren? Es liest sich leicht, fast wie von selbst und wirkt dabei tröstlich, ermutigend, inspirierend und berührend. Es veranschaulicht nicht nur hilfreiche Interventionen im Kontext von Krankheit und Sterben, sondern wirbt vor allem für eine Beziehungsorientierung zwischen inneren und äußeren Beteiligten. Die dazugehörigen Komponenten der inter- und intrapersonalen Resonanz, das hypnosystemische Denken und Handeln sowie Elemente der Achtsamkeit ermöglichen eine Haltung, die optimale Voraussetzungen für heilsame mitmenschliche Begegnungen schafft."

Zeitschrift für Palliativmedizin

„Beim Lesen des Buches kam in mir immer wieder ein Gefühl von Dankbarkeit auf. Dass die Autoren ihre Erfahrungen anderen Kolleg:innen zugänglich gemacht haben, ist aus meiner Sicht nicht nur ein wahrer Glücksfall für psychoonkologisch Tätige, sondern in der Konsequenz vor allem auch für die Betroffenen selbst, denen dies im besten Fall zugutekommt."

Deutsche Zeitschrift für zahnärztliche Hypnose

Carl-Auer Verlag • www.carl-auer.de

Krzysztof Klajs

Klienten kennenlernen – Diagnosen dynamisch utilisieren

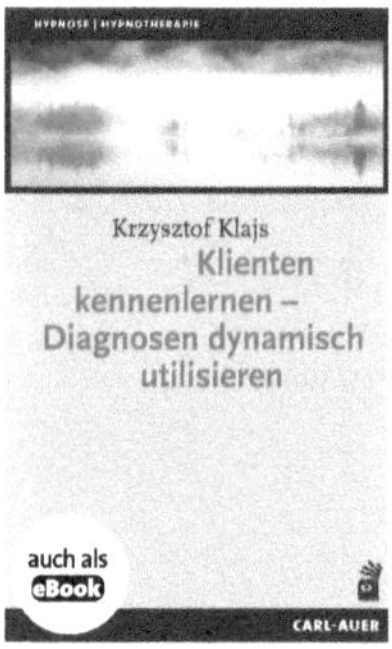

Aus dem Polnischen
von Henrietta Meyer

330 Seiten, Kt, 2020
ISBN 978-3-8497-0330-1

Zu den Stärken der ericksonschen Therapie gehört, dass bereits in der ersten Sitzung therapeutische Interventionen formuliert werden. Das Gerüst der Diagnose muss dazu innerhalb kurzer Zeit stehen und wird in den Folgesitzungen dann vervollständigt und modifiziert. Therapeut:innen müssen also bereits aktiv werden, bevor eine Diagnose komplett ist. Die Reaktion der Klient:innen auf die Intervention liefert dann Informationen für die weiteren Schritte.

Kris Klajs beschreibt die fünf zentralen Bereiche in diesem Prozess: Diagnosekategorien, Trancephänomene, Systemreflexion, Ressourcen und Motivation. Im Zentrum stehen zum einen Methoden zum Kennenlernen und Verstehen der Klient:innen. Der zweite Aspekt liegt auf den Therapeut:innen und ihrer Wahrnehmung der eigenen Arbeit: Wo werden Schwerpunkte gesetzt, welche Bedeutung kommt dem zu, was man sieht, hört und fühlt?

Über 100 Fälle aus der therapeutischen Praxis illustrieren, wie es gelingt, therapeutische Veränderungen herbeizuführen und einen Weg einzuschlagen, der zu Gesundheit, Wachstum und Entwicklung führt.

Carl-Auer Verlag • www.carl-auer.de

Carmen Kindl-Beilfuß

Einladung ins Wunderland

Systemische Feedback- und Interventionstechniken

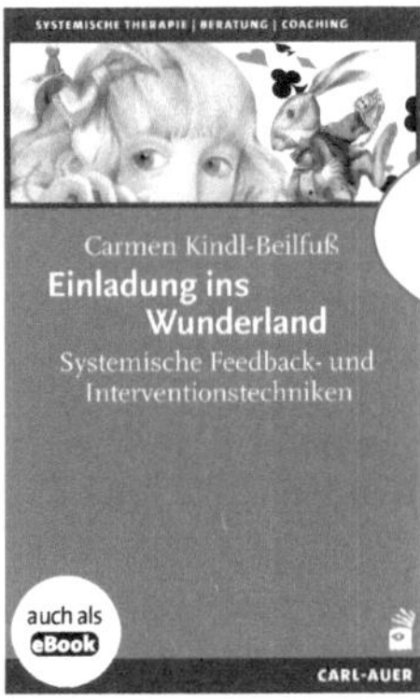

Ein Buch voll ansteckender Kreativität!

268 Seiten, 59 Abb., Kt
4. Aufl. 2024
ISBN 978-3-89670-856-4

„Damit die Ergebnisse guter Therapiegespräche haltbarer gemacht und Klient:innen von ihren eigenen Gedanken und Ideen beflügelt werden, beschreibt die Autorin eine Reihe ihrer praxiserprobten Versuche. […] Um dies in therapeutischen Prozessen zu erreichen, bedarf es gewisser Kunstfertigkeiten, und diese müssen erlernt, geübt, verfeinert und immer wieder angereichert werden. Dafür ist dieses Buch – um es gleich vorwegzunehmen – eine wahre Fundgrube. Therapeut:innen werden darin immer wieder hilfreiche und bezaubernde Anregungen und Methoden sowie Inspiration finden." Systemische Notizen

„Beim ersten Blättern entsteht Neugierde, bereits die lebendige Aufmachung motiviert zum Lesen. Der Charme, die Kreativität und der Ideenreichtum der Autorin sind beeindruckend. Die Autorin macht Mut und regt an zum kreativen Handeln. […] Dieses Buch ist erfahrenen Praktiker:innen zu empfehlen, die zusätzliche kreative Techniken suchen und sich in ihrer Arbeit neu anregen lassen wollen." Kontext

Carl-Auer Verlag • www.carl-auer.de

Daniel Bindernagel

Ich höre dir zu

Gute Gespräche im Alltag

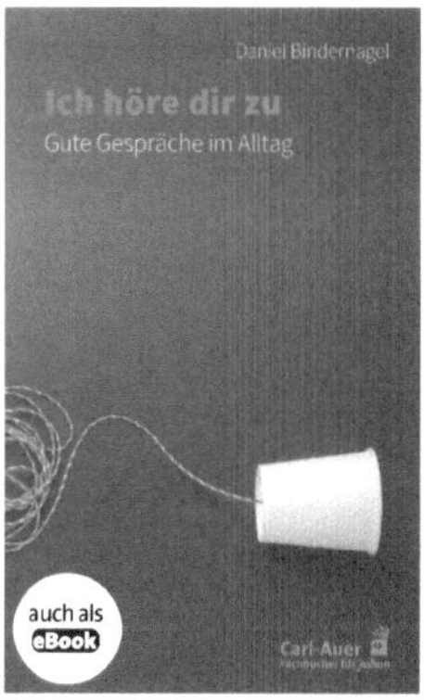

142 Seiten, Kt, 2023
ISBN 978-3-8497-0490-2

„So etwas wie dieses neue Buch gibt es noch nicht. Es setzt konsequent die Erkenntnisse aus der Lehre der Eigensprache für den Alltag um und hat Vieles zu bieten. Es zeigt anhand von Gesprächsbeispielen aus dem alltäglichen Leben auf, welches ungeheure Potenzial für die tagtägliche Kommunikation in Familie, Freundschaft und Alltag steckt: im Nachfragen nach Schlüsselwörtern, zieloffenem Folgen und einer Haltung des Einfach-auf-sich-wirken-Lassens. Jeder, der dieses Buch liest, hat eine echte Chance, in seinen persönlichen Beziehungen ganz neue Welten der Kommunikation zu entdecken und zu seinen Bezugspersonen eine neue Qualität der Beziehung zu entwickeln. Ich bin ein alter Hase der Idiolektik, aber ich habe von diesem Buch einiges gelernt und habe noch eine ganze Menge vor mir, es umzusetzen.“ Dipl.-Psych. Peter Winkler

„Daniel Bindernagel zeigt uns, dass Zuhören die beste Art ist, sich zu unterhalten, und offene Ohren einem die Augen öffnen können!“
Ursus Wehrli, Bühnenkünstler

Carl-Auer Verlag • www.carl-auer.de